ゆらいだら、薬膳

麻木久仁子

光文社

はじめに

　私が「薬膳」と出会ったのは、思いもしなかった大病を患ったことがきっかけ。48歳で脳梗塞、50歳目前で初期の乳がん……ちょうど母が心臓病の手術を受けたことも重なり、一緒に暮らすようになったタイミングでした。母と私が患った病気の再発を予防するため、そして、就職して仕事がどんどん忙しくなっていく娘のため、さらには50代になり、少しずつ体の衰えを意識するようになったこともあって、ここで一度、食生活を見直そうと考えるようになったのです。それまでは娘も育ち盛りで、健康のことよりも、むしろボリューム——とりあえず食べることを優先にし、栄養バランスはおろそかにしていました。

　なぜ薬膳だったのかといえば、なんでも食べてよかったから。糖質制限、ビーガニズム、グルテンフリー、マクロビオティックなど、体にいいといわれる食事法はいろいろとありますが、どれもなにかしらの制限があります。食べることが好きな私には、そんなストイックな食生活をするのはちょっと難しいかなと思って。薬膳は「食材すべてに力がある」と考えるので、食べていけないものはないんです。これなら私にもできる！と、「本草薬膳学院」の辰巳洋先生のもとで学び、２０１６年には中国政府が直轄する学術団体、中国薬膳研究会から「国際薬膳師」の資格もいただくことができました。

薬膳の基本となる「中医学」では、体に不調が出るのは、そのバランスが崩れているからだと考えます。そして、食材の力を使い、ニュートラルに戻すための食養生が「薬膳」なのです。薬ではないので、病や不調を直接治すわけではありませんが、足りないものは補い、多すぎるものは取り除き、日々の食生活でバランスを整えて不調を改善することで、将来起こるかもしれない病気、つまり未病を防ぎ、自然治癒力を高めることが目的になります。薬膳を始めてから、以前より体や肌の調子もよくなり、悩んでいた便秘も解消されました。そして、乳がんの発見から5年が経った２０１７年、無事に治療を終えることができました。おかげさまで、母も娘も元気に過ごしています。

薬膳で学んだニュートラル、つまり「中庸」を大切にする世界観は、生きることすべてに通じることでした。それまでの私は、疲れてもずっとがむしゃらに頑張ってしまったり、常に前進を続けることが正しいと信じていました。「もっとこうすればよかった」と思い悩むことも多く、眠れない日もありました。それが薬膳を学んだことで、くよくよすることも少なくなり、なにごとにも腹が立たなくなりました。体調も、気持ちも、もちろん日々のゆらぎはたくさんあります。でも、「中庸」を意識することで、上手に調整できるようになってきたのだと思います。まわりの人からも「丸くなったね」と言われるようになりました。

この本では、レシピを中心に、「薬膳」のある日々の暮らしのことを綴っています。同じ世代、そしてこれから50代を迎えるみなさんが、薬膳を身近に感じ、それが人生をより楽しく楽に送るためのヒントになれば幸いです。

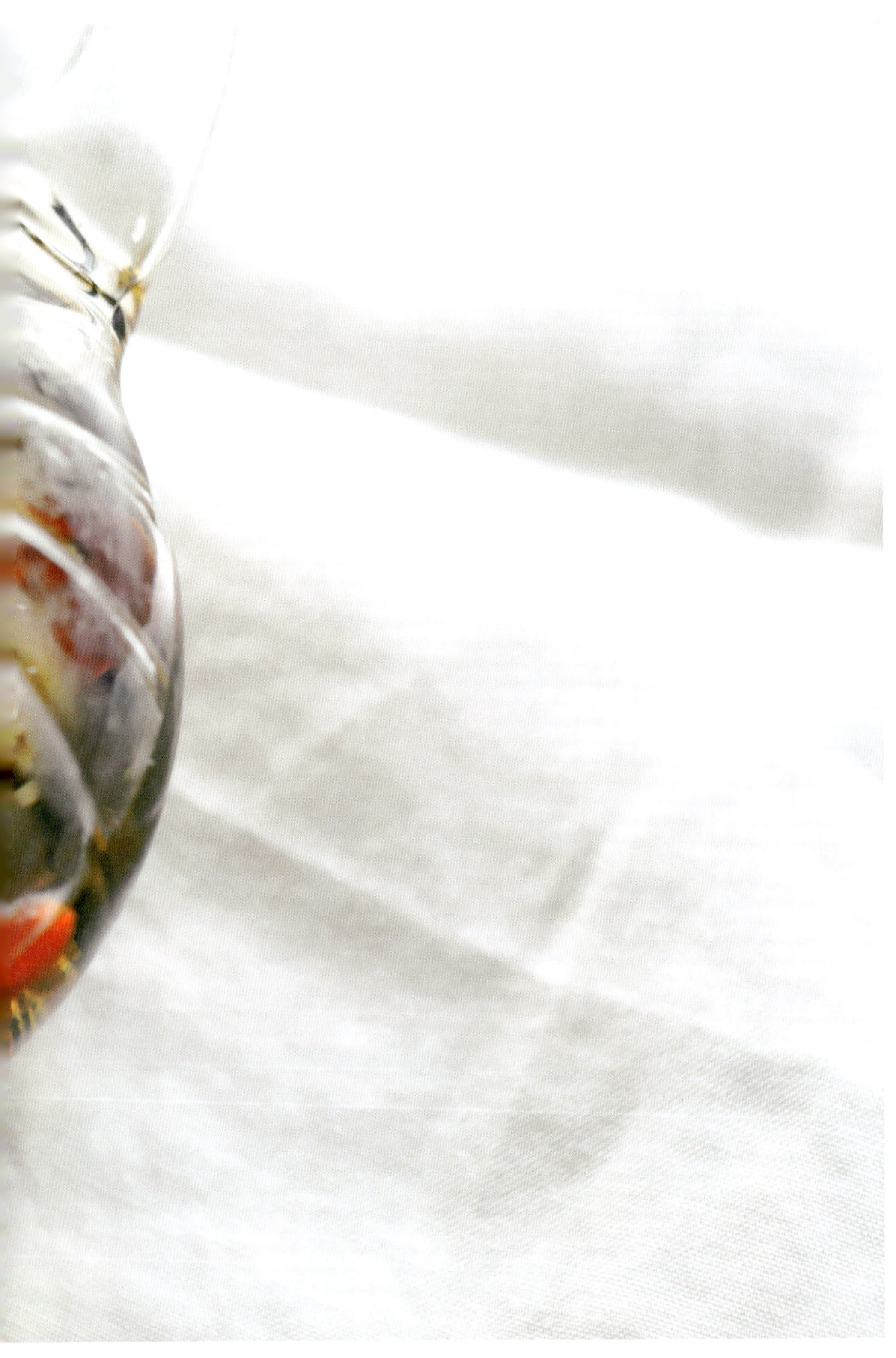

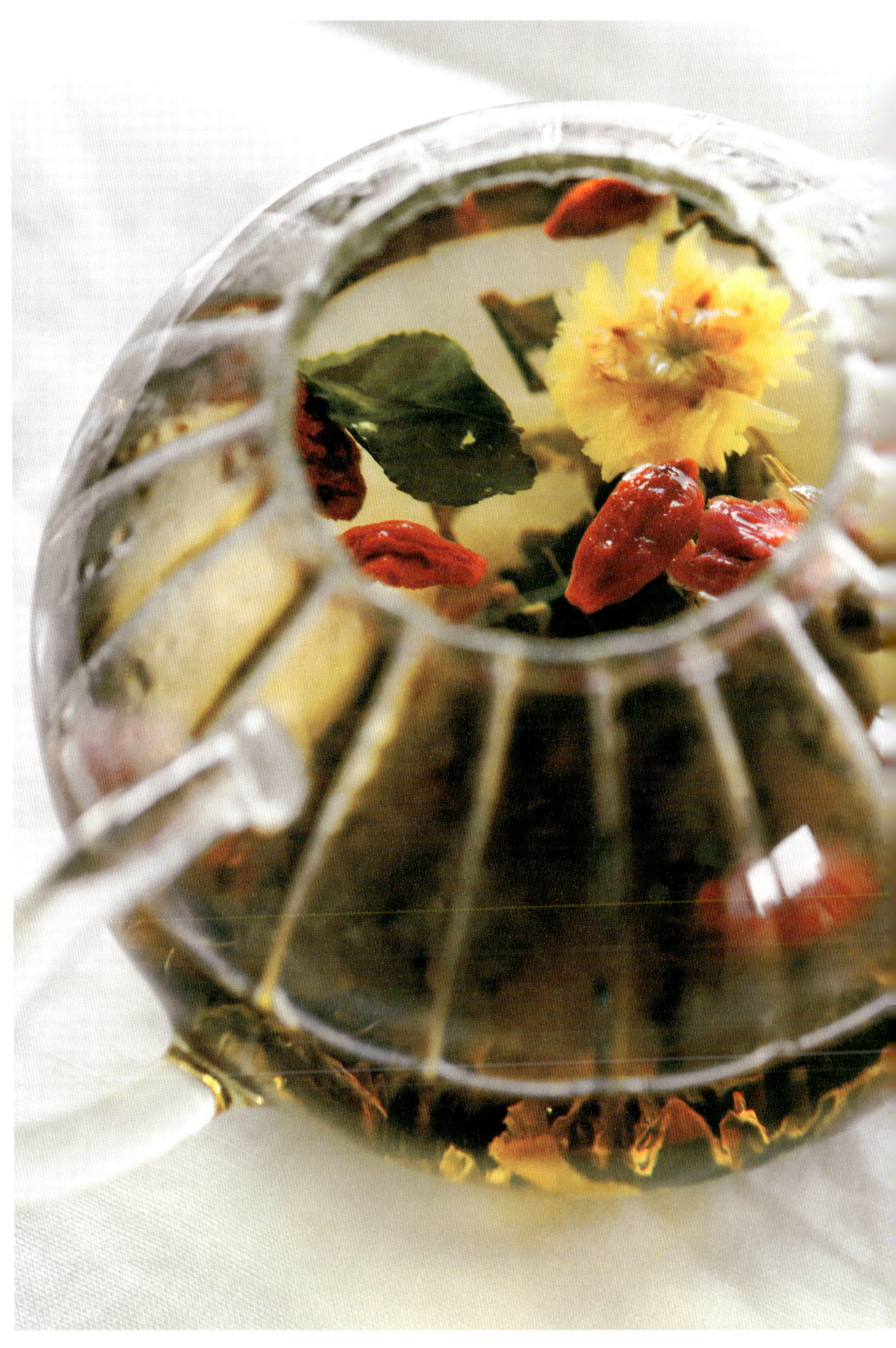

目次

私にとっての薬膳ルール

1. どんな食材も薬膳になる

「薬膳」と聞くと、よくわからない食材を使って難しそう、と思われがちですが、そんなことはありません。薬膳では「すべての食材には、それぞれの力がある」とされているので、むしろ、いつも使っている食材でよいのです。大切なのは「寒いから温まる食材を摂ろう」など、目的を意識すること。それだけで、いつもの料理が薬膳になります。くこの実やなつめなど、日常的ではない食材もじつは、スーパーの中華食材コーナーに行けば、意外と簡単に手に入ります。

2. 「体にいい」は体調や季節で変わる

寒いときは体を温める食材がよくても、暑いときは逆効果なように、「体にいい」は、季節、体質、体調、年齢、地域といった、さまざまな条件に左右されます。寒いのか暑いのか、疲れているのは精神なのか胃腸なのかなど、まずは自分の体と向き合い、あるいは、家族の顔色を見て、今の状態を知ることから始まります。薬膳では、体の不具合はバランスが崩れているから起こると考えられて

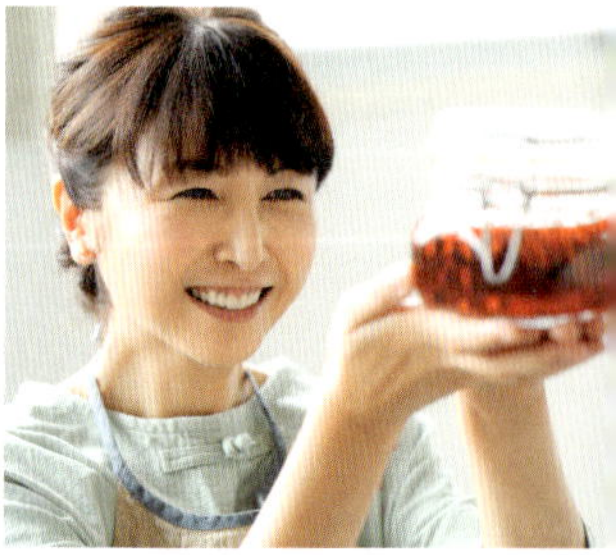

いるので、そのうえで、ちょうどいい状態まで改善する食材を選びます。

3.

迷ったら〝5色の食材〟を意識する

薬膳では、世の中のものは5つの要素がバランスよく調和していることが重要とされています。色についてもいえることで、青は熱やイライラを鎮める、赤は血の巡りをよくする、黄は胃腸を整えて気力を補う、白は体を潤す、黒は生命力を高めるなど、5色にはそれぞれ意味があると考えられています。迷ったら色で選ぶ、また、体調がはっきりしないときは、とりあえず、青・赤・黄・白・黒の5色の食材をそろえるようにすると、自然とバランスがとれてきます。

4.

お茶を飲むだけでもいい

薬膳は、料理だけに限りません。すべての食材に力があるわけですから、お茶を飲むだけでも立派な薬膳なのです。忙しくて料理ができない日、外に出ずっぱりの日でも、無理なくいただけますよね。お茶は発酵度が高いものほど体を温めるとされ、温めたいときは紅茶やプーアール茶、冷やしたいときは緑茶、どちらでもないときはウーロン茶を選びます。これに季節の柑橘類やハーブなどを加えれば、体調に合わせたさまざまなバリエーションのお茶が生まれます。

日常の薬膳

定番にしている4つのメニュー

肌や髪の潤いが減る、白髪が増える、老眼になる、疲れやすくなるなど、50代になると多かれ少なかれ感じるのが、加齢による体の変化や衰えです。また、体がほてるかと思えば逆に冷える、イライラすることが多くなるなど、女性特有の更年期障害も。それを放置しておけば、老化を早めたり、やがて病気につながることもあります。

大ごとになる前に、未病を防ぐのが薬膳。少しでも不調を感じたら、日々の薬膳で改善し、体のバランスをこまめに整えるようにしています。

私が定番にしているのが、スープ、おかずケーキ、お茶、スイーツの4つのメニュー。疲れを感じたとき、朝なかなかエンジンがかからないとき、なんだかイライラしてすっきりしないとき、ちょっと潤いが足りない？なんて思ったときにいただきます。

疲れてしまった……

疲れたな、エネルギーが不足しているなと感じたら、このスープを作ります。滋養強壮にいいとされるくこの実、なつめ、白きくらげ、吉林人参、干ししいたけに、消化のいい鶏肉を合わせ、味つけはシンプルに塩としょうゆだけ。やさしいスープが体にしみ入り、体の中から元気になっていく気がします。スープって、作っているときの香りでも癒されますよね。鶏肉がほろほろと骨から離れるまで、弱火でことこと、じっくりと煮るのがコツです。

【材料／2人分】

鶏骨つき肉—200g
干ししいたけ—2個
なつめ—2個
白きくらげ—5g
くこの実—6個
吉林人参スライス（あれば）—4枚
塩・薄口しょうゆ

【作り方】

1 干ししいたけ、白きくらげはそれぞれ水で戻し、ひと口大に切る。干ししいたけの戻し汁はとっておく。くこの実となつめは2時間ほど水につける。

2 鍋に鶏肉とかぶるくらいの水を入れて弱火で熱し、煮立ったらアクを丁寧にとる。なつめ、あれば吉林人参、干ししいたけを戻し汁ごと加え、30分ほど煮る。途中、水分が少なくなったら足す。

3 **2**にくこの実と白きくらげを加えて5分煮て、塩・薄口しょうゆ各少々で味を調える。

鶏と吉林《きつりん》人参《にんじん》のスープ

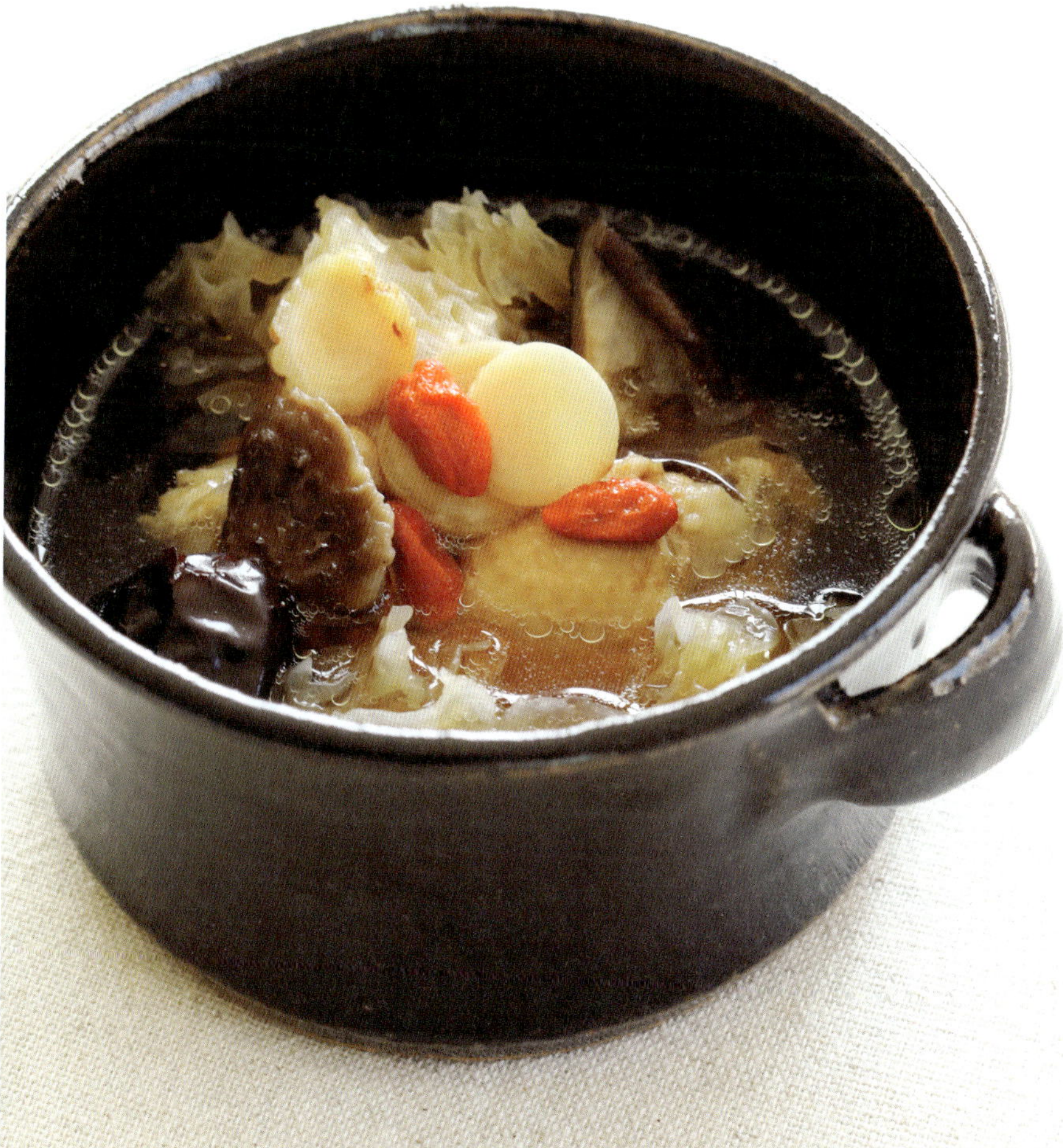

朝、調子が出ない……

ケークサレは、なかなかエンジンのかからない朝のおめざとして、紅茶とともにいただきます。血の巡りをよくするれんこんときくらげを入れ、疲れを回復させる長いもを生地に加えるのもポイント。体を冷やす小麦粉を使うぶん、体を温めるエビと玉ねぎをプラスして、冷えが気になるときにもつまめるように。潤いを補ってくれるくこの実もふんだんに使っているので、美肌効果にも期待。時間のあるときに作っておくと、なにかと重宝します。

【材料／18cmのパウンド型1台分】

きくらげ—3g
くこの実—10g
桜エビ（乾燥）—15g
菜の花—40g
れんこん—30g
玉ねぎ—50g
かぼちゃの種—10g
長いも—50g
卵—2個
A
油—50g
パルメザンチーズ—55g
B
薄力粉—90g
ベーキングパウダー—小さじ1
牛乳—50ml

【下準備】

・きくらげは水につけてひと晩おき、2mm幅のせん切りにする。くこの実は水に浸してふやかしておく。
・Bの薄力粉とベーキングパウダーは合わせて振るっておく。
・牛乳と卵は常温に戻しておく。
・パウンド型にクッキングペーパーを敷く。オーブンは180℃に予熱する。

【作り方】

1 長いもはすりおろす。菜の花は下ゆでして1cm幅の小口切り、れんこんは1cmの角切り、玉ねぎは薄切りにする。

2 ボウルに卵を割り入れ、泡立て器でよく混ぜる。Aを加え、さらによく混ぜる。

3 **2**にきくらげ、くこの実、桜エビ、菜の花、れんこん、玉ねぎ、かぼちゃの種を加えて混ぜ、さらに長いもを加えて混ぜる。

4 **3**にBを加え、ゴムべらでざっくりと混ぜる。型に流し入れ、180℃のオーブンで20分、160℃に温度を下げて30分焼く。

5色の薬膳ケークサレ

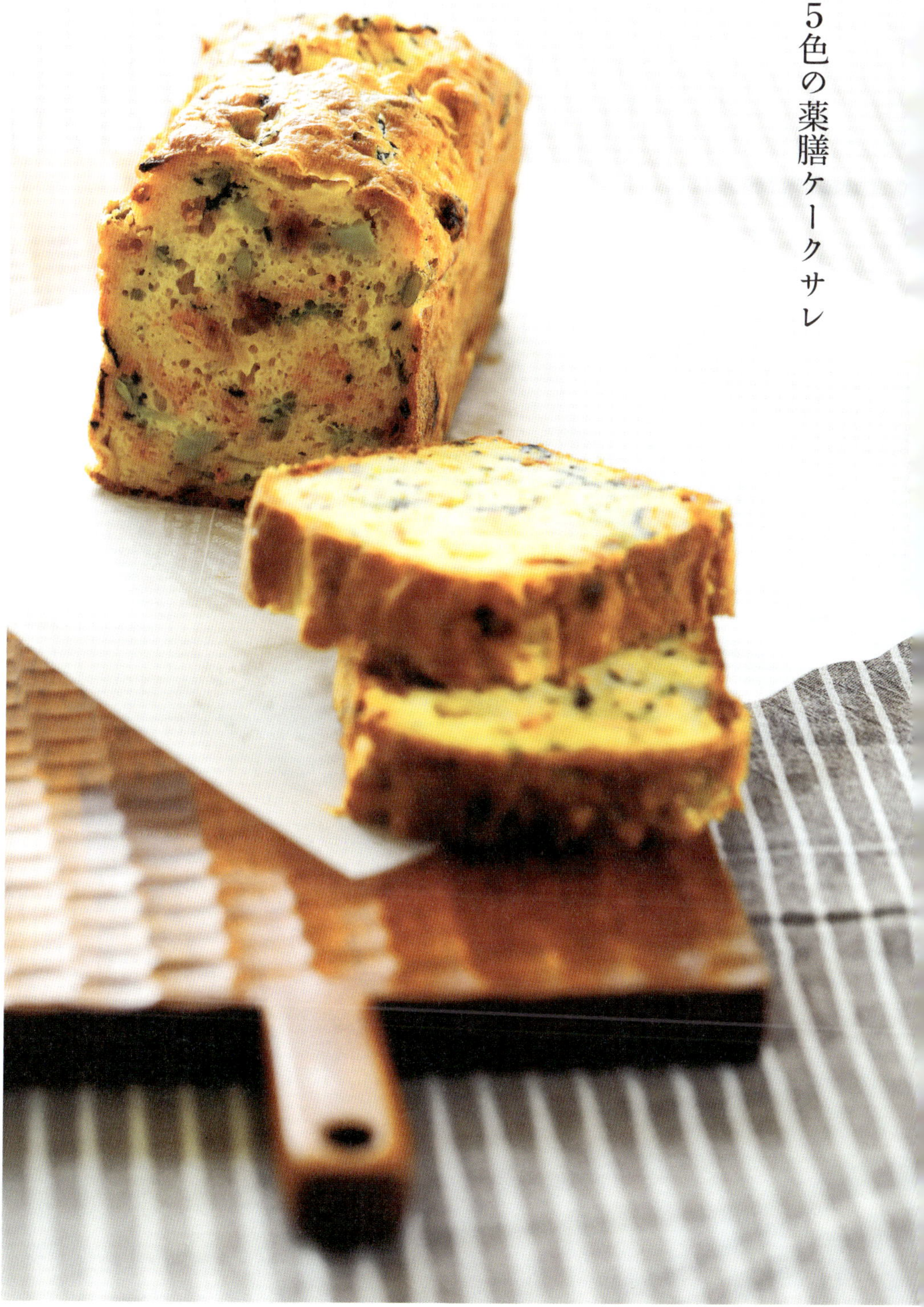

イライラする……

日々暮らしていると、どうしてもイライラすることってありますよね。イライラは体内のさまざまな巡りを滞らせて不調を呼び込み、体の力を弱めるもとになります。ずっと引きずっていても何もいいことはないので、少しでも気持ちが落ち着かないと感じたら、柑橘の香りで吹き飛ばします。夏ならグレープフルーツかオレンジ、もちろんレモンでもいいですね。ゆっくりお茶を飲んでいると、すがすがしい香りで心が落ち着いていきます。

【材料／2人分】

みかんの皮― 適量

ウーロン茶（茶葉）―適量

【作り方】

1 みかんの皮はざるに広げ、2～3日、天日干しにして乾燥させる。

2 ポットに茶葉と**1**を入れ、熱湯を注ぐ。

陳《ちん》皮《ぴ》ウーロン茶

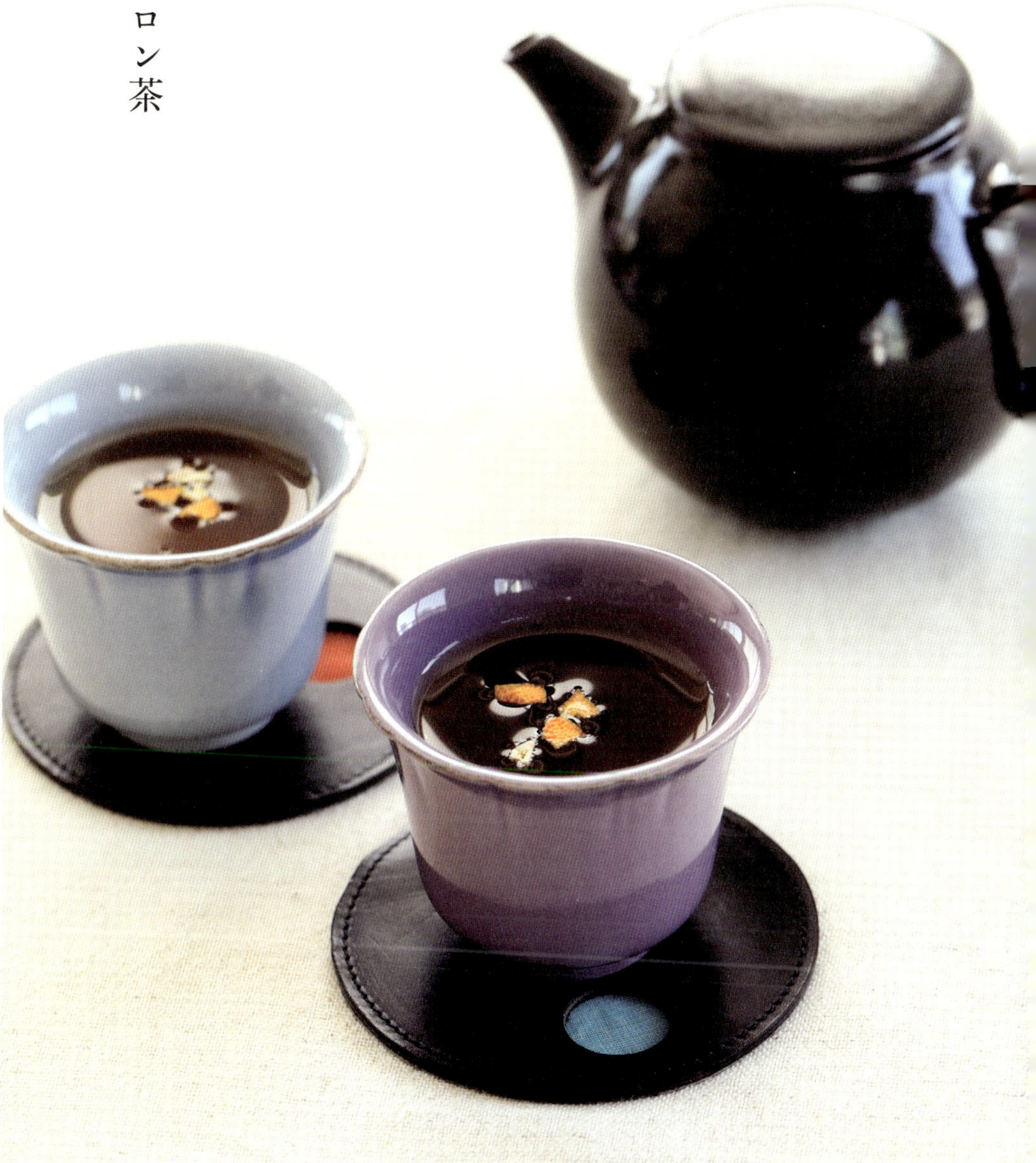

若くありたい。

黒ごまは、体を潤して肌の乾燥を防ぎ、白髪にもいいとされるアンチエイジングの代表食材。体のあちこちに現れる変化に老化を意識し、少なからずショックを受ける私たち世代には、心強い味方です。甘みづけにはほんの少しのはちみつを。さらに、女性ホルモンと同じような働きをするといわれるイソフラボンたっぷりの豆乳を加え、黒ごまをスイーツにしていただきます。ゼラチンを入れて固めるだけなので、とても簡単です。

【材料/2人分】

煎り黒ごま—20g
豆乳—200㎖
はちみつ—少々
粉ゼラチン—5g
ミントの葉・くこの実（あれば）
砂糖
—各適量

【作り方】

1 ミキサーに黒ごまと水50㎖を入れ、なめらかに撹拌する。

2 鍋に**1**、豆乳、はちみつ、砂糖大さじ2を入れて弱火で熱し、沸騰直前に火を止めて粉ゼラチンを振り入れ、よく混ぜる。あら熱がとれたらカップに入れ、冷蔵庫で冷やし固め、あればミントの葉とくこの実を飾る。

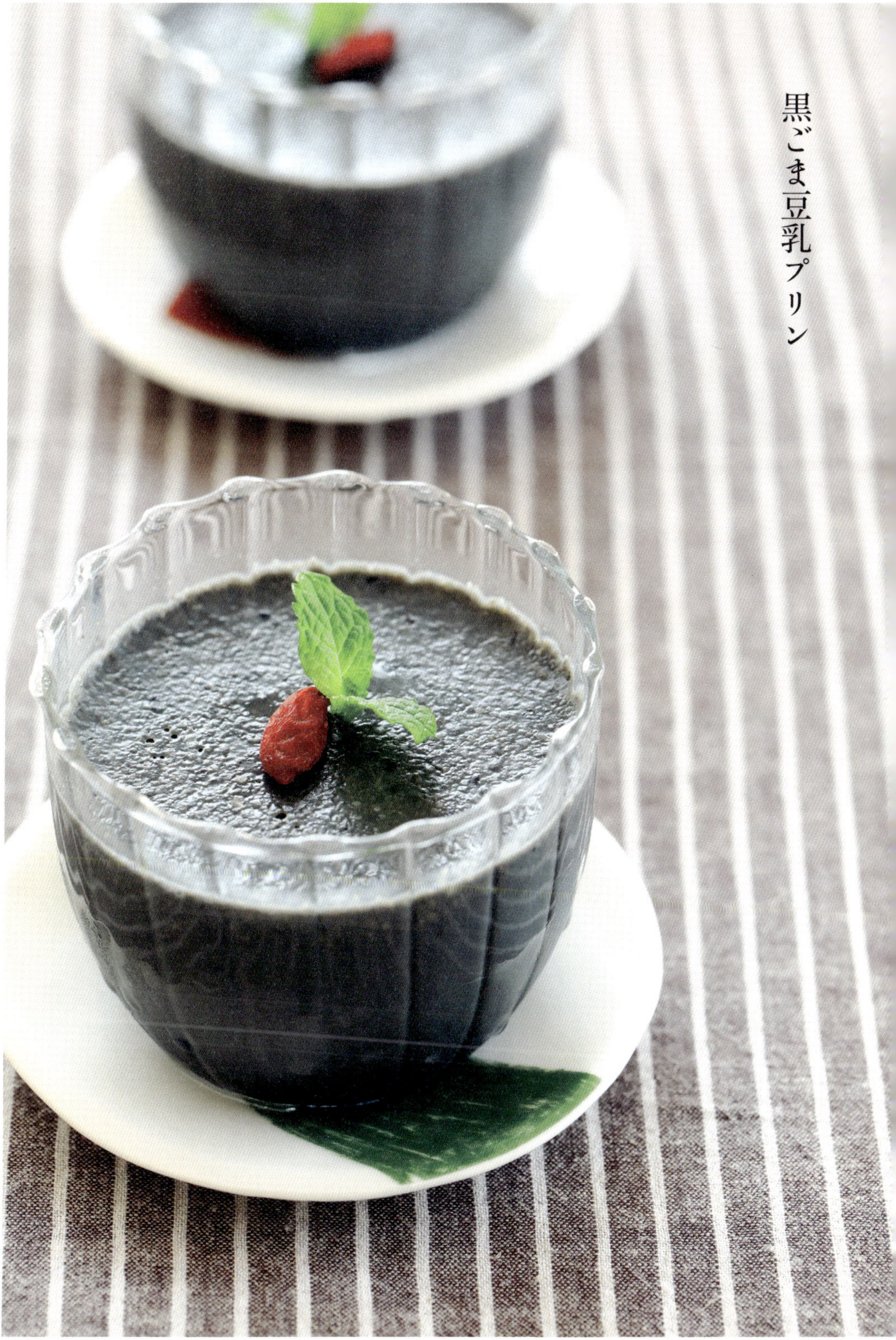

黒ごま豆乳プリン

季節の薬膳

スーパーの一角に旬を感じながら

日本には旬がなくなった、一年じゅう同じものが並んでいる——よくいわれますよね。私もそう思っていました。

でも、薬膳を勉強して旬を意識するようになったら、あるんです、ちゃんとスーパーにも！　春は山菜、初夏には梅が並んで、たとえ通年置いてある野菜でも、旬になるといつもよりキラキラと輝いて……。いつも同じものしか作ってこなかったから気づかなかっただけで「あら、ごめんなさい、私に見る目がなかっただけなのね」なんて、反省しました。

体のバランスを大切にする薬膳では、旬を意識することもとても大切。寒いとき、暑いとき、乾いている季節、じめじめした季節、その時々によって、バランスをとるために必要な食材も変わってくるからです。最近は旬のものを見つけるとうれしくて、食卓にも自然と並ぶようになりました。

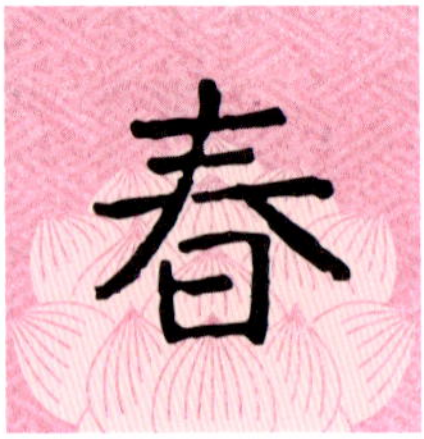

春はデトックスの季節。すくすくと育っていく、生命力が強い食材からパワーをいただいて、冬の間にため込んだ老廃物を流し、縮こまっていた心をのびやかに解放しましょう。

たらの芽の天ぷら

春はこの季節にしか出回らない食材が多く、たらの芽もそのひとつ。「春は芽のものを食べろ」といわれるように、これから育っていく芽には生命力がたっぷり詰まっています。わが家では、毎年食卓に上る春のお楽しみ。「あら、今日はたらの芽? 春だねえ」と母が言えば、まだ若い娘は特別興味もなさそうに「ふーん」と応える。この何げないシーンも愛おしく感じます。

【材料／2人分】

たらの芽—8～10本

A
- 小麦粉—½カップ
- 卵黄—1個分
- 水—100mℓ

小麦粉・揚げ油・塩

【作り方】

1 たらの芽は根元のかたい部分は削ぎ落とし、洗って水けをよくふく。

2 Aは混ぜ合わせる。

3 **1**に小麦粉を薄くまぶし、**2**にくぐらせ、170℃の揚げ油でからりと揚げる。器に盛り、塩適量を添える。

*塩に抹茶やこしょうを混ぜても美味。

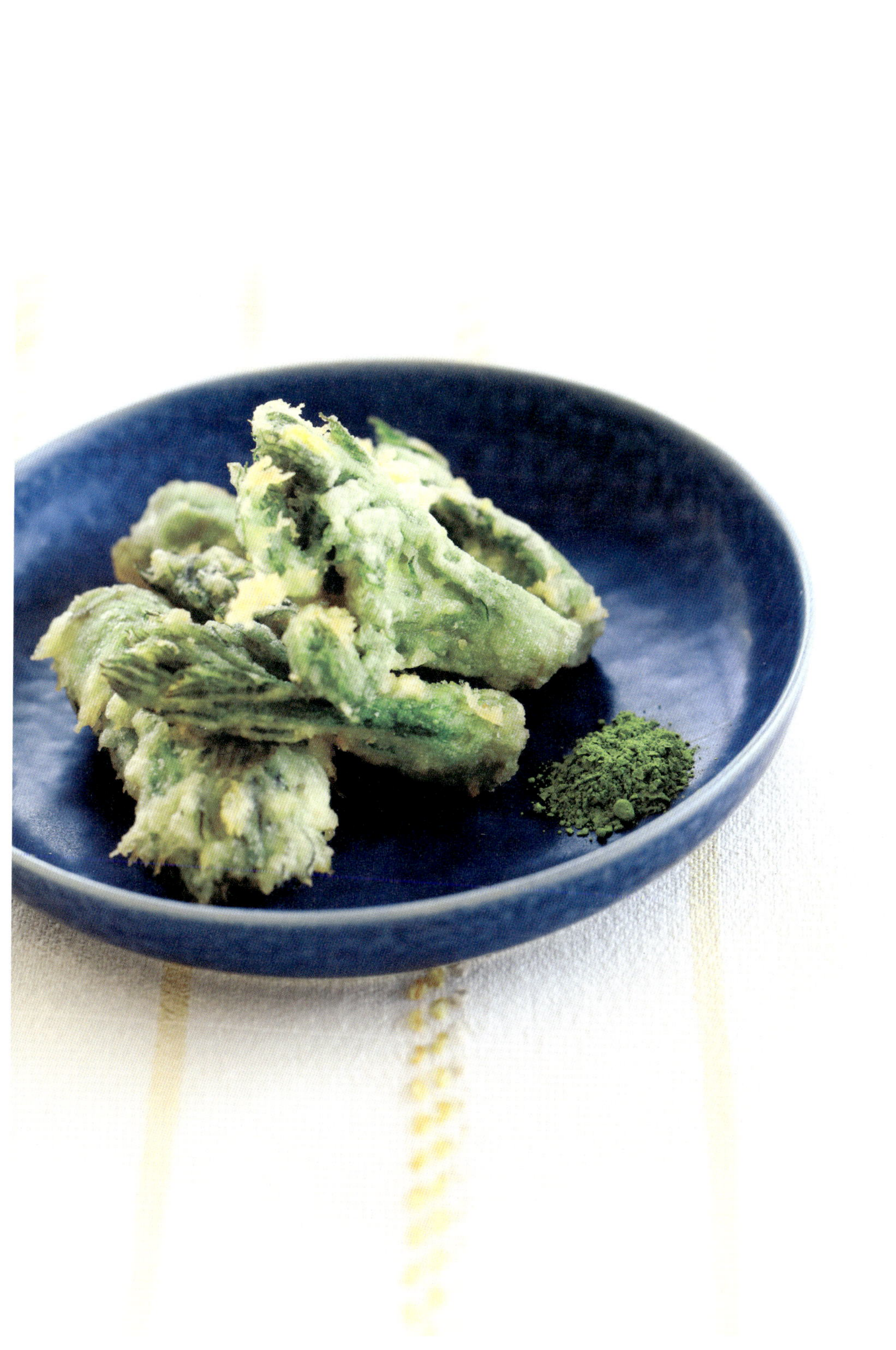

カレイとたけのこの煮つけ

たけのこはデトックス効果のある食材、カレイは生命力を補ってくれる食材で、まさに春にぴったりの組み合わせ。甘辛い煮つけって、ときどき猛烈に食べたくなるんですよね。煮汁を白いごはんにかけていただくと、それだけで幸せな気分になります。そのときに欠かせないのが、少し加えることでテリをつけてくれる、たまりじょうゆ。見るからにおいしそうなテリがつくと、ついご機嫌になって「おいしくできたでしょ?」と、家族に何度もアピールしてしまいます（笑）。

【材料／2人分】
カレイの切り身―2切れ
たけのこ水煮―80g
しょうが―1かけ
A
水・酒―各100㎖
砂糖・しょうゆ・
たまりじょうゆ―各大さじ1
みりん―大さじ2

【作り方】
1 カレイは皮に切り目を入れる。たけのこは食べやすい大きさに切り、しょうがは薄切りにする。
2 鍋にAを煮立て、1を並べ入れる。落としぶたをして中火にし、8～10分煮る。煮汁をかけながら、煮汁がほどよくとろりとするまで煮詰める。

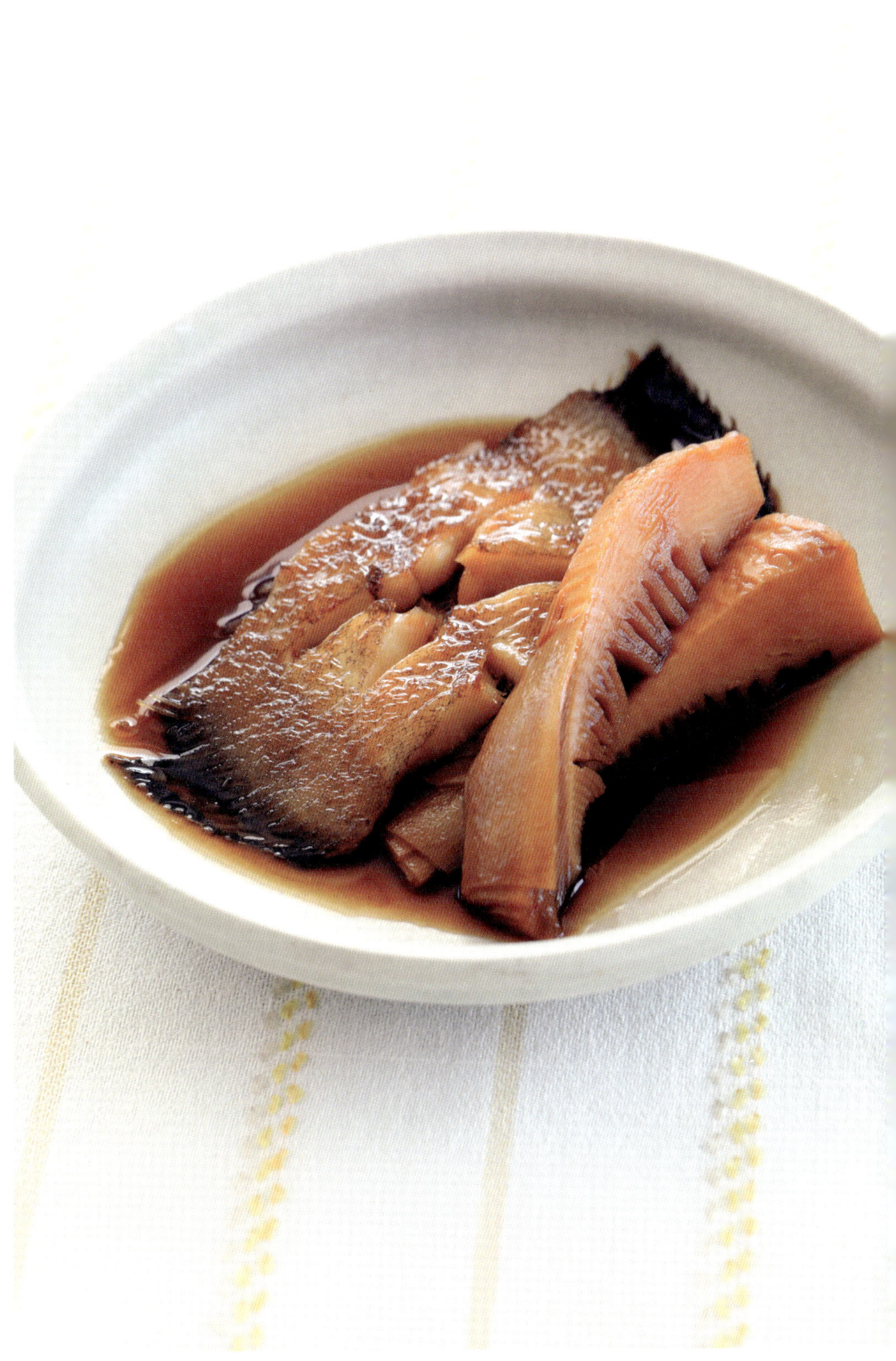

イカとアスパラの肝バター炒め

薬膳では、イカは「血をつくる食材」と考えられているので、貧血になりやすい女性におすすめです。疲労を呼ぶ貧血は、のびやかに過ごしたい春には大敵。特に若い女性は心配なので、娘を見て「あれ、顔色悪い？　疲れてる？」と感じたら、さりげなくイカを使ったメニューを出しています。同様に「血をつくる」といわれるピーナッツを使うことで、さらにパワーアップ。お酒にも合うので、これをつまみに娘と2人で飲んだりして。リラックスしてくれるといいなと思います。
【材料／2人分】
スルメイカ――1ぱい（約150g）
グリーンアスパラガス
――4〜6本（約100g）
ピーナッツ（生）――10g
バター・しょうゆ

【作り方】
1 イカは胴から足を抜く。胴は軟骨を除き、足はワタと目、くちばしを除き、それぞれひと口大に切る。肝はとっておく。アスパラガスは3〜4cm長さに切り、1分ほどゆでる。ピーナッツはみじん切りにする。
2 フライパンにバター10gを中火で熱し、イカとアスパラガスを炒める。イカにほぼ火が通ったら肝を加え、つぶすようにして炒め、しょうゆ小さじ1と½を加えてさらに炒める。仕上げにピーナッツを加え、ひと混ぜする。

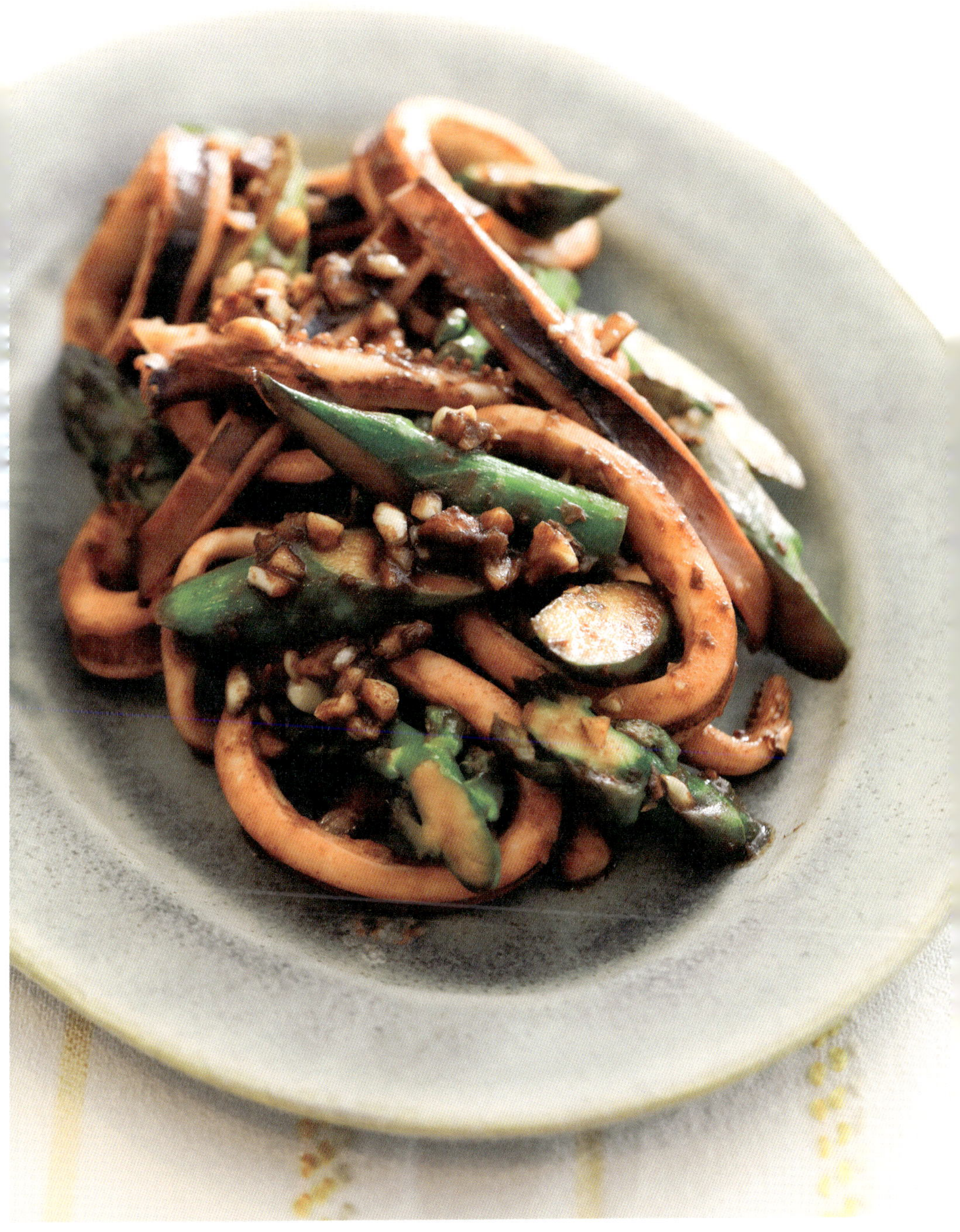

春菊のパスタジェノベーゼ風

寒い時期から出回る春菊は、季節が進むにつれて香りも味も強くなっていきます。そのぶん、葉も少しかたくなってくるので、春先にはペーストにしていただきます。ほのかな苦みをアクセントに、バジルで作るより大人の味わいになるんですよ。春は色の濃い野菜もいただきたいので、こうすれば、一度にたっぷりと食べられますよね。ペーストにして保存しておくとなにかと便利で、お肉のソースにしたり、野菜にからめても美味。小腹をすかせて帰宅した娘の夜食にも好評です。

【材料／2人分】

パスタ――160g
春菊――½束（80g）
A ┌ くるみ――40g
　│ にんにく――1片
　└ オリーブオイル――100㎖
温泉卵（好みで）――2個
粉チーズ（好みで）――適量
塩・こしょう

【作り方】

1 パスタは塩大さじ2を加えたたっぷりの熱湯で、袋の表示時間どおりにゆでる。

2 ミキサーに春菊とAを入れてなめらかに撹拌し、塩ふたつまみ、こしょう適量で味を調え、**1**をあえる。器に盛り、好みで温泉卵をのせ、チーズを振る。

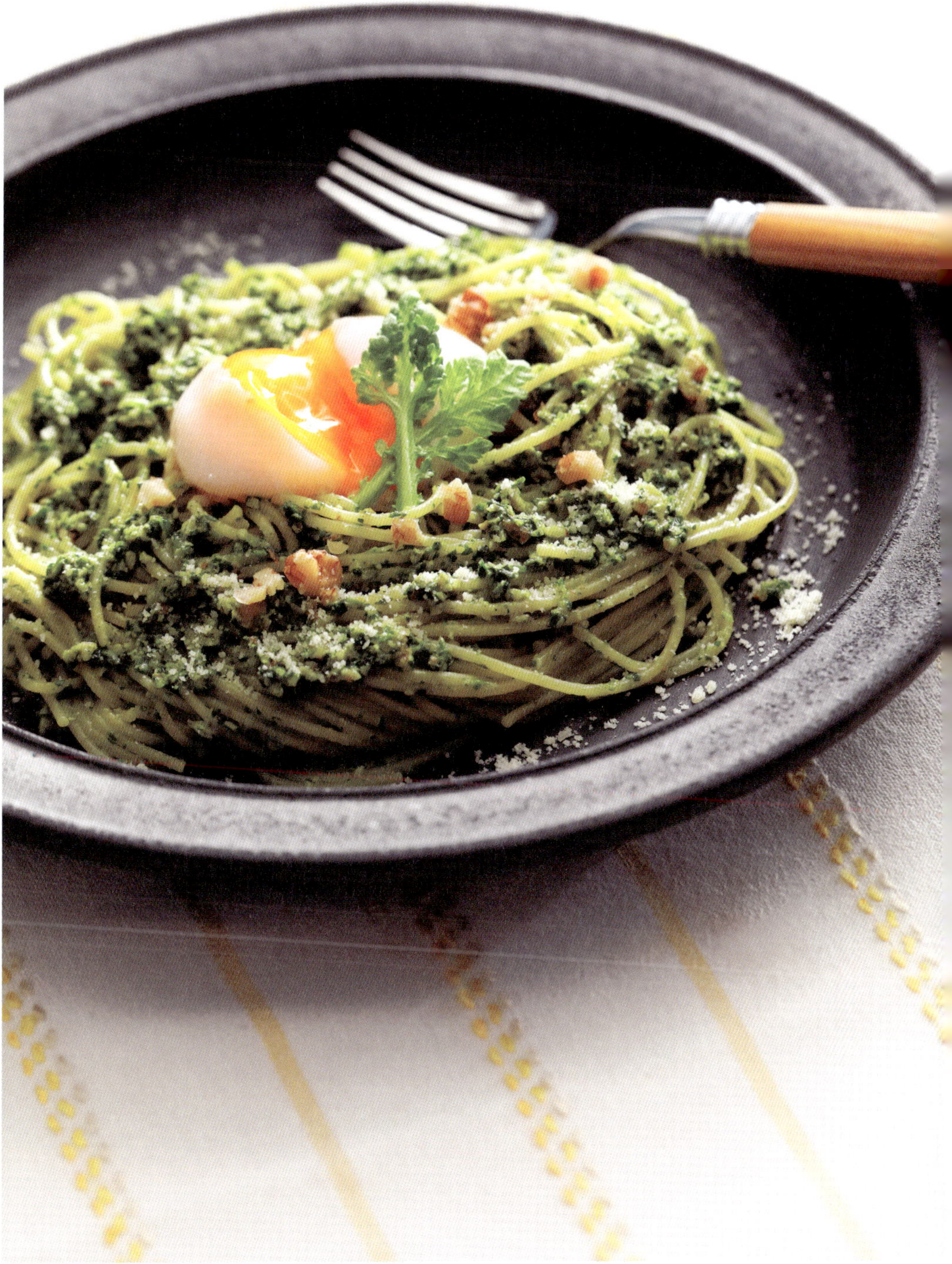

アサリとうど、菜の花の深川めし風

うども春のひとときにしか見かけない食材なので、スーパーで見つけたら「おっ、今年もその季節がきたな」と、必ず購入しています。うどとアサリは、どちらも生命力を高め、体の水の代謝を整えてくれる食材。母の大好きな深川めしにして、昼食によくいただきます。アサリのうまみがしっかりしているので、味つけは少し薄めにして。塩分コントロールが必要な母にとっては、ぴったりのメニューですね。たわいもない話をしながら囲む食卓は、なによりの養生です。
【材料／2人分】
アサリ―400〜500g
菜の花―4本
うど―15cm（約60g）
A［しょうゆ・みりん―各大さじ1
B 片栗粉・水―各小さじ2
温かいごはん―丼2杯分
酒

【作り方】
1 アサリは塩抜きしてよく洗う。菜の花は3cm長さに切り、うどは薄切りにする。
2 鍋にアサリを入れ、酒大さじ2を振りかけてふたをし、中火で蒸す。殻が開いたらとり出して身を外し、汁は水を加えて400mlにする。
3 別の鍋に**2**の汁とAを入れて煮立て、菜の花とうどを加えて2分ほど中火で煮る。アサリの身を加え、Bの水溶き片栗粉を回し入れ、約2分煮る。丼に盛ったごはんにかける。

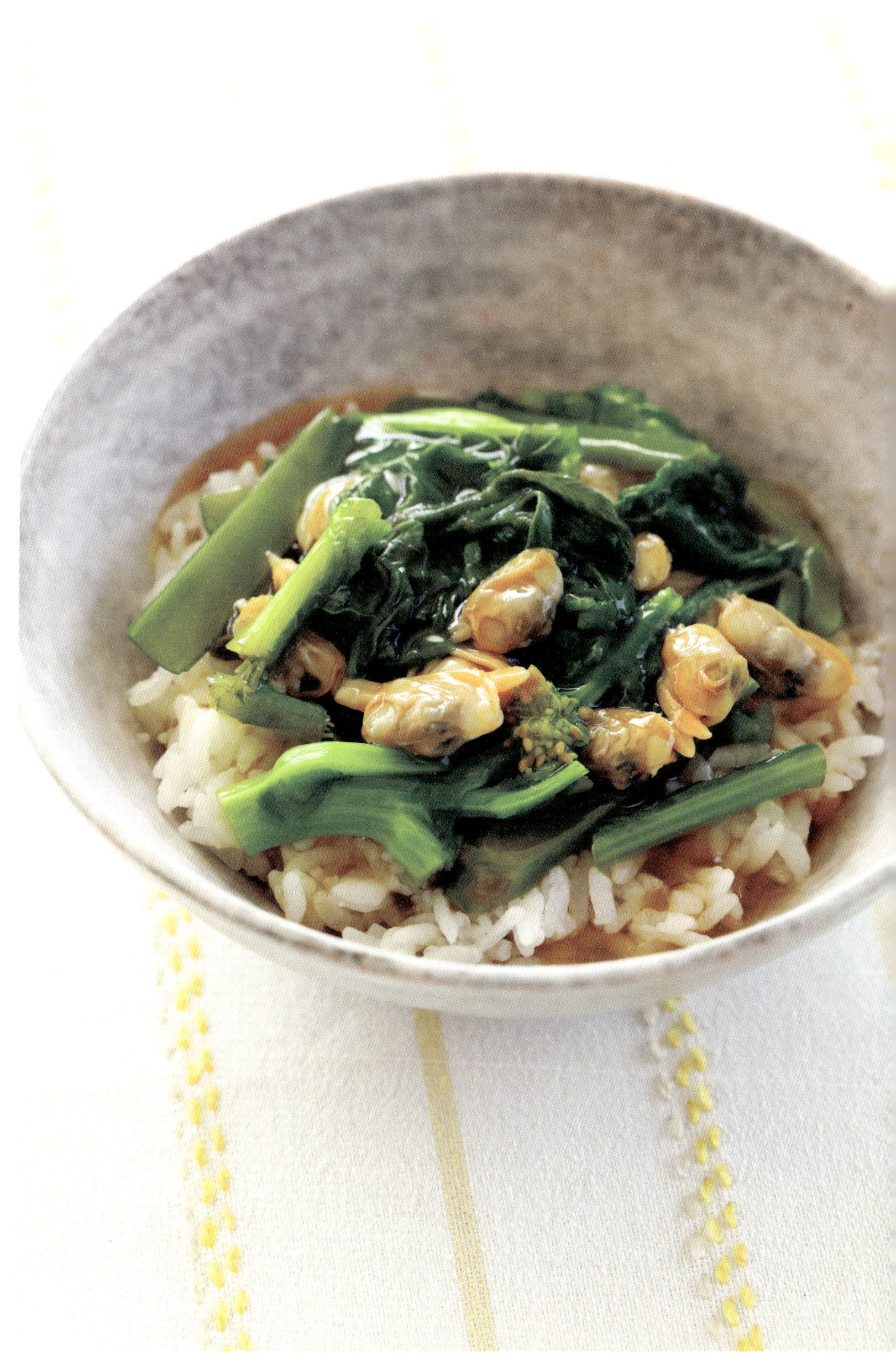

column 春

だしを作っておく

うまみがしっかりしているとおいしいですよね。健康のために塩分に気をつかうようになってから、きちんとだしをとるようになりました。日常的には、水に浸しておくだけでできる昆布と干ししいたけの和風だし、桜エビやかつお節などうまみのある食材をくだいただけの粉末だし。野菜のくずがたまったときは、ゆっくり煮出して野菜ブロスにします。自家製のだしはどれも、じんわりと広がるやさしいうまみで、料理に深みを与えてくれます。その味に慣れてくると、市販のだしパックは、ちょっとインパクトが強すぎるかな、と感じたりして。

それでもたまに、「いつもよりしょっぱい気がするわ」と、母から言われることもあります。味覚って、知らず知らずのうちに、より強い味を求めてしまうようで。そこで、塩分計を手に入れて、ときどき料理の塩分をチェックするようにしています。

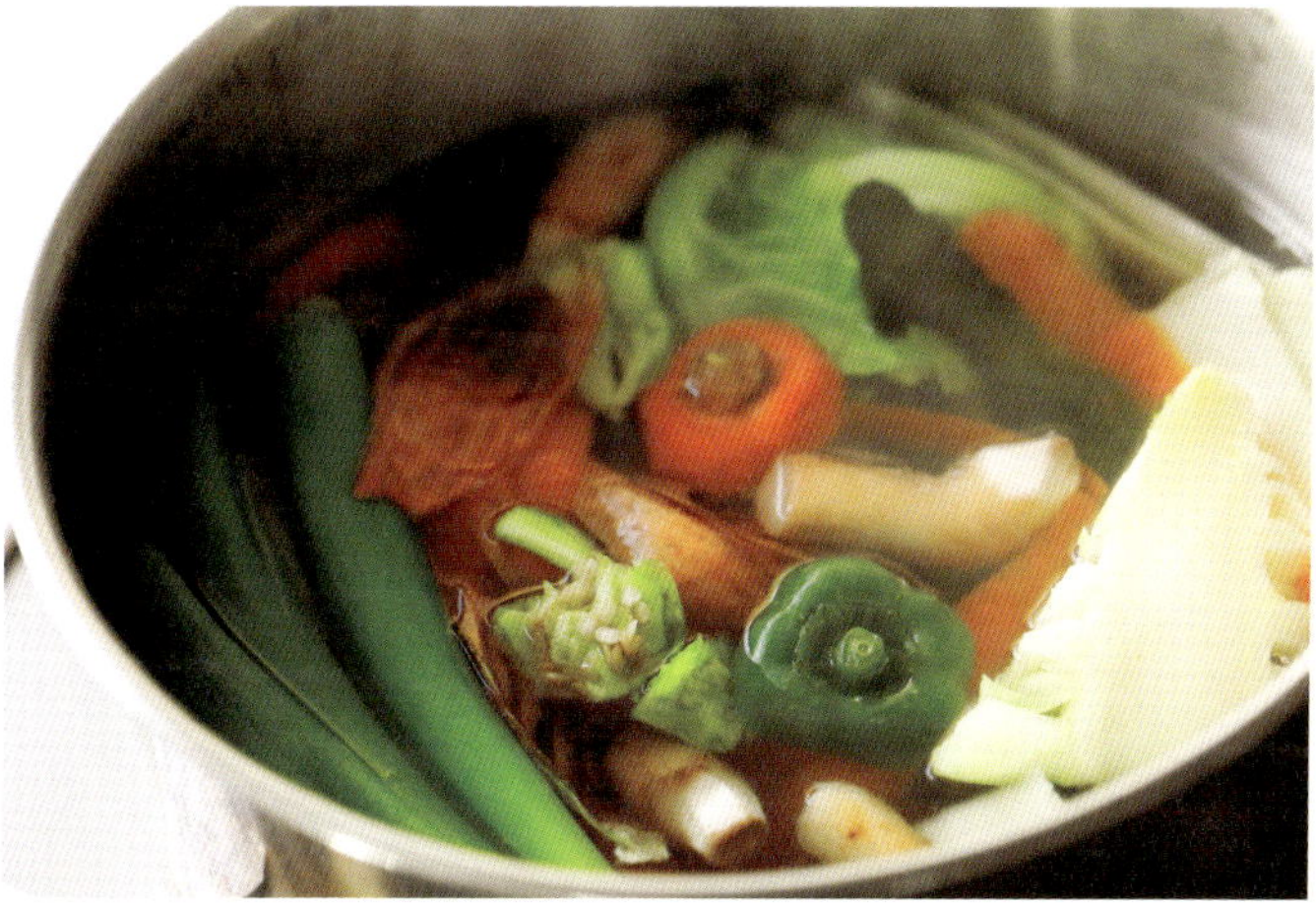

くず野菜だし

ヘタや芯など、ポリ袋にポイポイと入れていき、冷凍庫にためておきます。みそ汁やスープに使うことが多いですね。

水出し乾物だし

だし昆布と干ししいたけを水に入れて、冷蔵庫へ。そのままひと晩おけば、かなりいい和風だしができあがります。

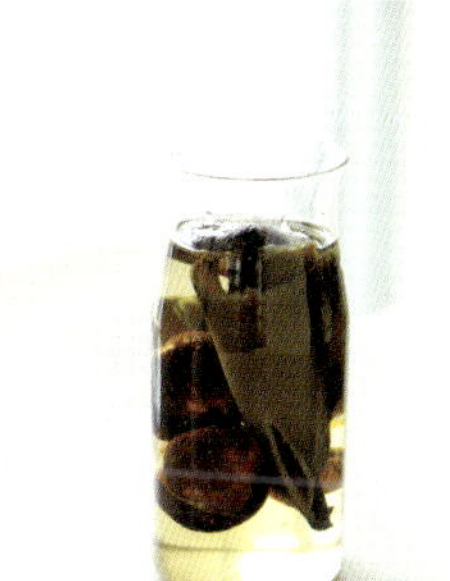

うまみ粉末だし

桜エビやかつお節などをミルでくだき、瓶に入れて保存します。振りかけるだけで、なんでもおいしくなります。

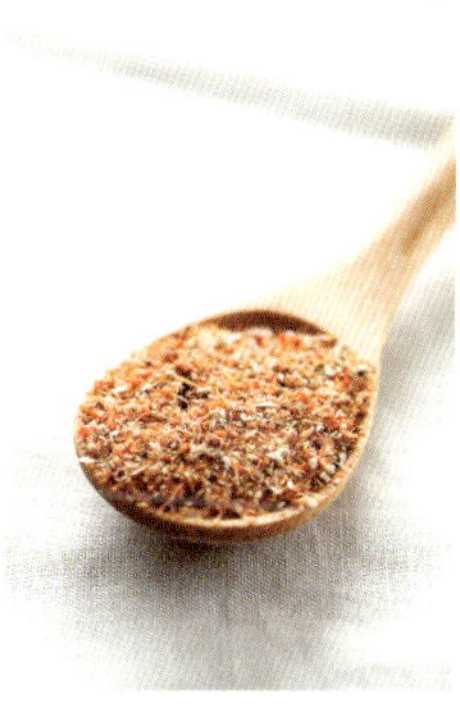

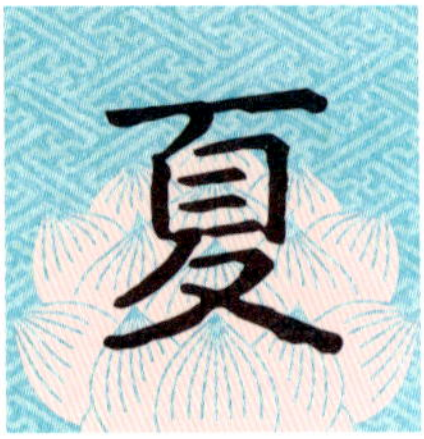

暑い夏は体の熱をとり、汗で失われた潤いを補って体液のバランスを整える食材を選びます。また、じめじめとした湿気で弱った内臓を労る食材を摂ることも大切です。

冬瓜と春雨のスープ

冬瓜は体の熱を冷ます野菜。水の流れを正常に戻し、むくみをとってくれます。一方、緑豆春雨は暑気払いの食材なので、この2つは夏に最適な組み合わせ。消化にもよく、夏バテで食欲がないときでもスルッといただけるスープは、わが家の夏の定番です。冬瓜はシャキシャキした食感を残しても、とろとろに煮込んでもおいしいので、その日の気分で煮る時間は調整します。

【材料／2人分】

冬瓜—小½個（約100g）
緑豆春雨—20g
豚薄切り肉—50g
A［鶏がらスープ—450mℓ
　 塩—小さじ¼
くこの実—適量
粗びき黒こしょう

【作り方】

1 冬瓜は食べやすい大きさに切る。春雨は水で戻し、食べやすく切る。豚肉はひと口大に切る。

2 鍋に**1**とAを入れて煮立て、アクをとり、冬瓜がやわらかくなるまで煮る。器に盛り、くこの実をのせ、黒こしょう少々を振る。

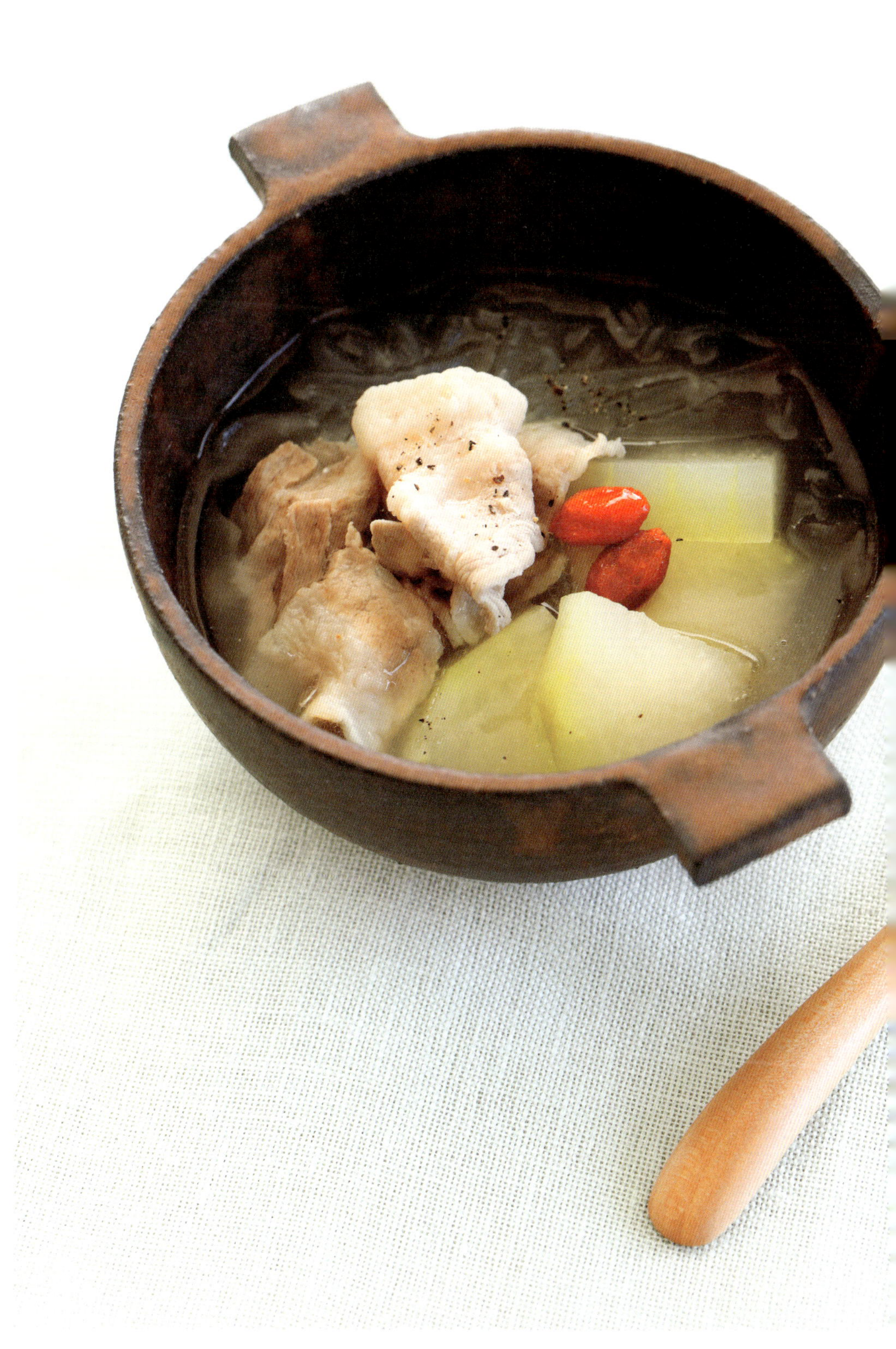

ゴーヤの肉詰め

夏野菜のなかでも、体にたまった熱を払うパワーがトップクラスのゴーヤ。さすが、南国育ちの野菜ですよね。湿度の高い夏は体が潤っていると思いきや、汗によって水分が失われがちなので、潤いを補ってスタミナをつけてくれる豚肉との組み合わせは最強。ともに薄切りにしていただくゴーヤチャンプルーも、理にかなっているんですね。苦みを楽しんでこそのゴーヤだと思っているので、塩もみなどの下処理は、あえてしていません。味つけもシンプルなのが好みです。

【材料／2人分】

ゴーヤ　1本

A
- 豚ひき肉―100g
- 玉ねぎのみじん切り―大さじ2
- 溶き卵―½個分
- パン粉―5g
- しょうゆ・酒・ごま油―各小さじ1
- 塩―少々
- 砂糖―小さじ½

B
- だし―100mℓ
- 薄口しょうゆ・塩―各少々

C　片栗粉・水―各小さじ1

小麦粉・油

【作り方】

1　ゴーヤは1cm厚さの輪切りにする。

2　ボウルにAを入れ、粘りが出るまでよく練る。**1**に詰め、表面に小麦粉大さじ1をハケでまぶす。

3　フライパンに油大さじ1を中火で熱し、**2**を並べて火が通るまで焼く。

4　鍋にBを入れて温め、Cの水溶き片栗粉を加えて煮立て、器に盛った**3**にかける。

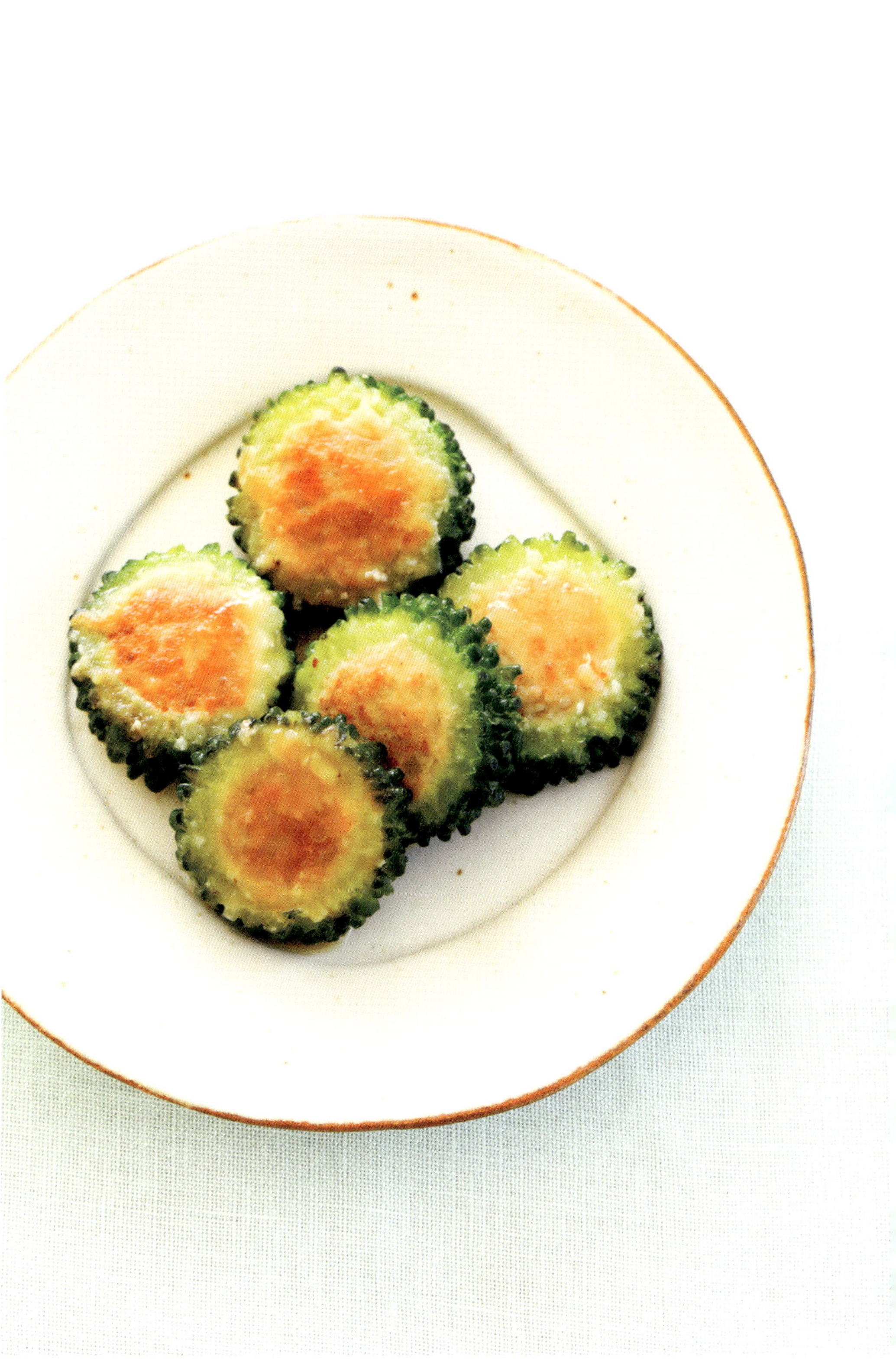

豚ときゅうり、菊花の炒めもの

きゅうりは体を冷やしてくれる夏野菜。でも、冷たいものは胃に負担がかかるし、特に私たち世代は、あまり体を冷やしすぎるのもよくないので、加熱調理がおすすめです。それに、そのほうがたっぷりといただけますよね。じつは私、生のきゅうりがちょっと苦手。うさぎになったような気分になってしまって。この炒めもの、素材はとてもシンプルですが、菊花を合わせることで、体を冷やす効果を維持しつつ、彩りをアップさせました。黒酢を加えて中華風にしてもおいしいですよ。

【材料／2人分】
豚薄切り肉——150g
A しょうゆ・みりん——各小さじ2
きゅうり——1本
菊花——10g
塩・油・粗びき黒こしょう

【作り方】
1 豚肉はひと口大に切り、Aをもみ込む。きゅうりは薄切りにし、塩小さじ1/4を振ってもみ、水けを絞る。菊花は花びらを1枚ずつにちぎる。
2 フライパンに油大さじ1を中火で熱し、豚肉を炒める。火が通ったらきゅうりを加えて炒め合わせ、仕上げに菊花を加えて黒こしょう少々を振り、ひと混ぜする。

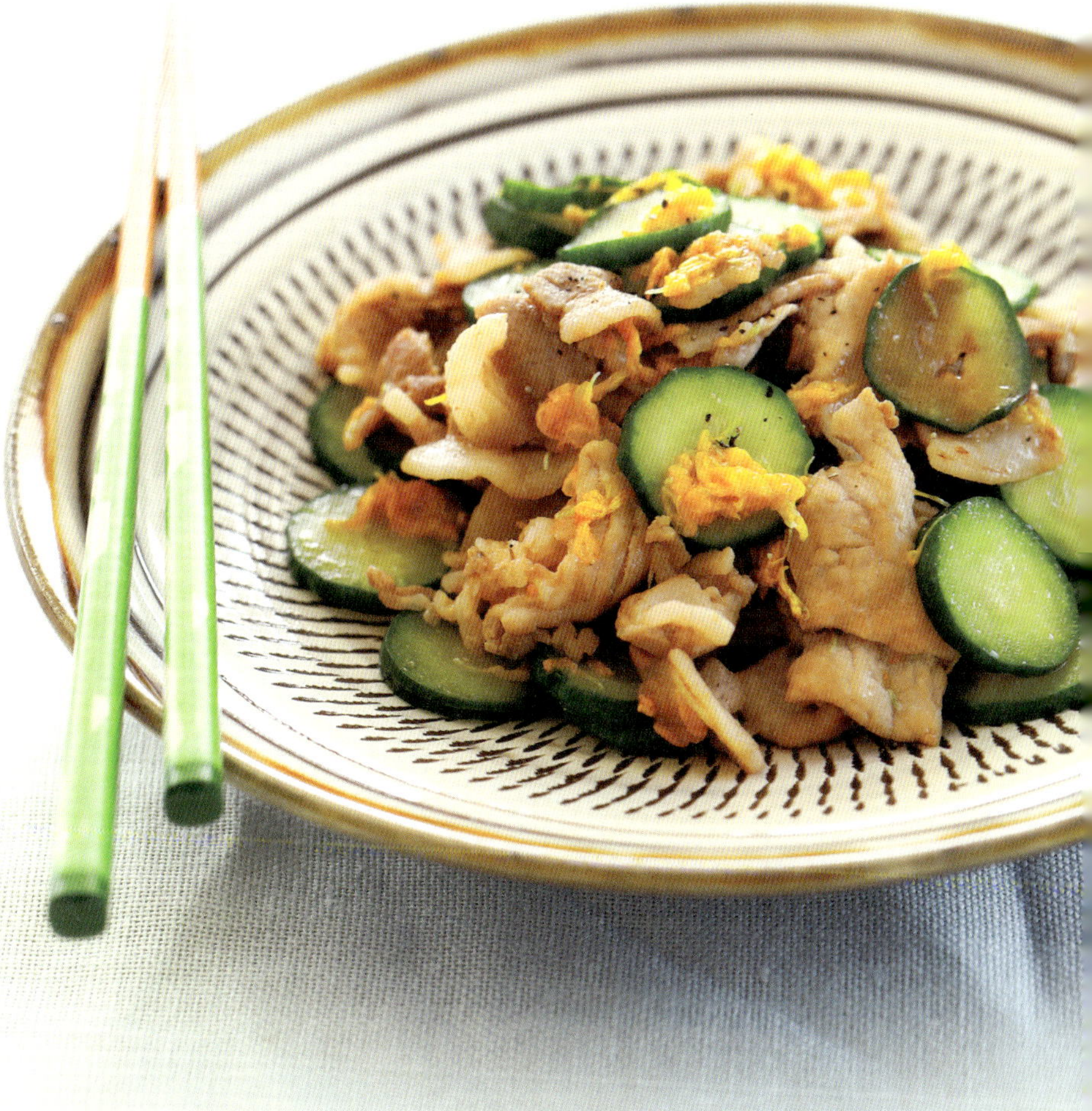

メカジキのソテー 夏野菜ソース

体を冷やしてくれる夏野菜をふんだんに使った、ソースが主役のメニューです。メカジキが隠れるくらいにたっぷりかけて、さらに、気を巡らせて食欲を増すパクチーを添えました。とはいえ、野菜のみじん切りは手間がかかるので、時間があるときにガーッと切ってまとめて作り、冷凍保存しておきます。就職して外食が多くなった娘が、最近やたらと野菜を食べたがるので、その対策にも役立っています。そのまま食べてもいいし、アレンジしてもいい、使い勝手抜群のソースです。

【材料／2人分】

メカジキ—2切れ

A
- カレー粉—小さじ½
- 小麦粉—小さじ1

なす—1本
セロリ—½本
ズッキーニ—⅓本
玉ねぎ—½個
にんにく—1片

B
- トマト水煮—½缶
- 顆粒ブイヨン・はちみつ—各小さじ2
- 酒—大さじ3
- しょうゆ—大さじ2
- 塩・こしょう—各少々
- ローリエ—1枚

パプリカパウダー—小さじ2
パクチー—2〜3本
塩・オリーブオイル

【作り方】

1 メカジキは軽く塩を振り、混ぜ合わせたAを両面にまぶす。なす、セロリ、ズッキーニ、玉ねぎ、にんにくはみじん切りにする。

2 フッ素樹脂加工のフライパンにオリーブオイル少々を中火で熱し、**1**のメカジキを並べ、片面5分、返してさらに2分焼き、器に盛る。

3 鍋にオリーブオイル大さじ2と**1**のにんにくを弱火で熱し、香りが立ったら**1**の野菜類とBを加えて煮詰める。とろりとしたらパプリカパウダーを加え、ひと煮立ちさせて**2**にかけ、パクチーを添える。

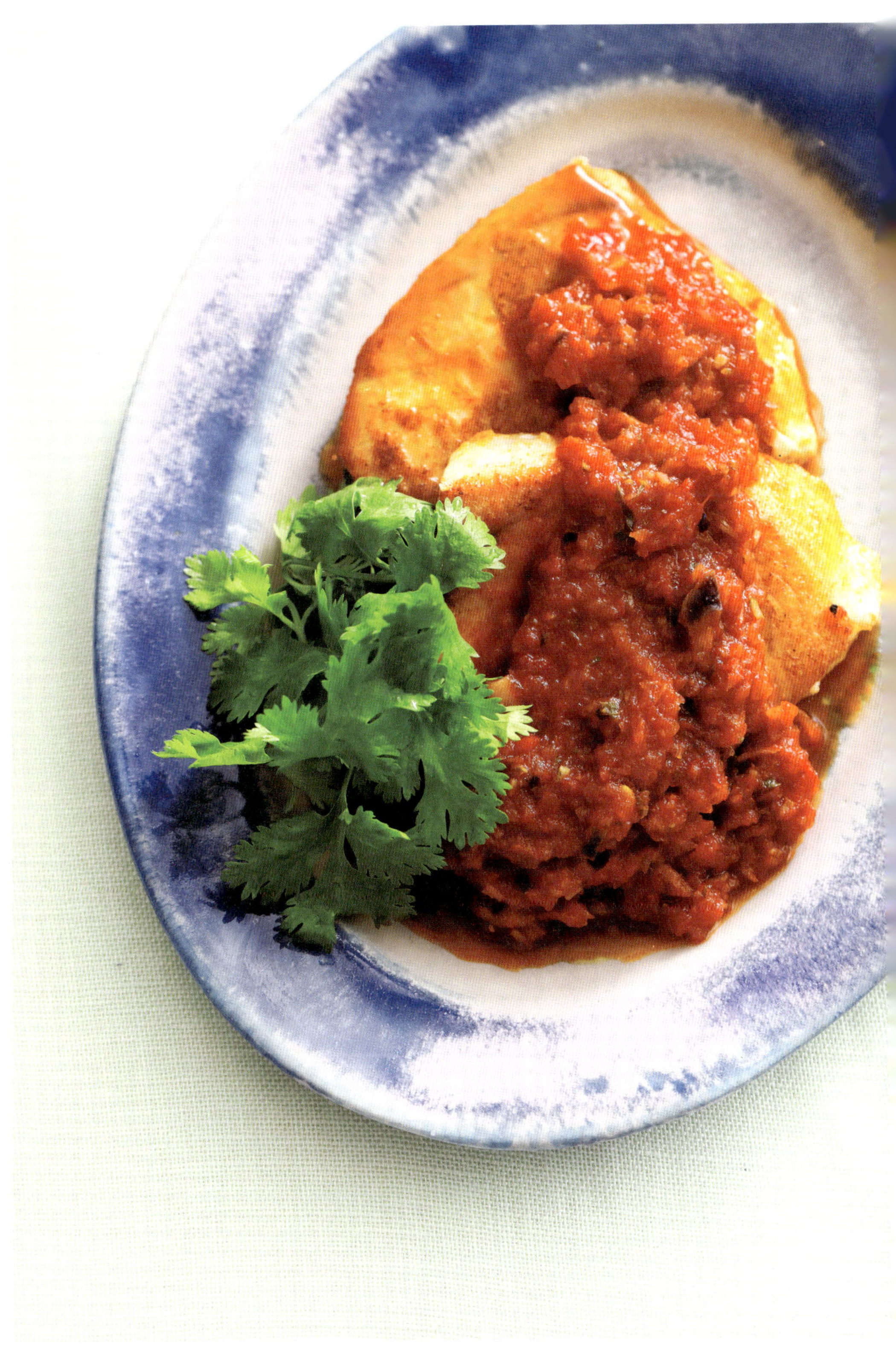

とうもろこしごはん

とうもろこしは、初夏いちばんのお楽しみ。ごはんの具材として使うときは、粒を外したあとの芯も一緒に炊くのがポイントです。缶詰めでもおいしいものがあるけれど、芯のうまみと香りを存分に楽しめるのは、やっぱり旬の時期ならでは。子供のころから大好きなので、夏になると何度も食卓に登場します。薬膳では、とうもろこしはむくみをとるといわれているので、梅雨や蒸し暑い時期におすすめの食材。ひげも捨てずにとっておいて、お茶にしていただきます。

【材料／2合分】

米——2合

とうもろこし——1本

酒・塩

【作り方】

1　米はといでざるに上げる。とうもろこしは芯から粒を外す。

2　炊飯器に米、酒大さじ2、塩小さじ1を入れて目盛りまで水を注ぎ、とうもろこしの粒と芯をのせて普通に炊き、芯をとり出す。

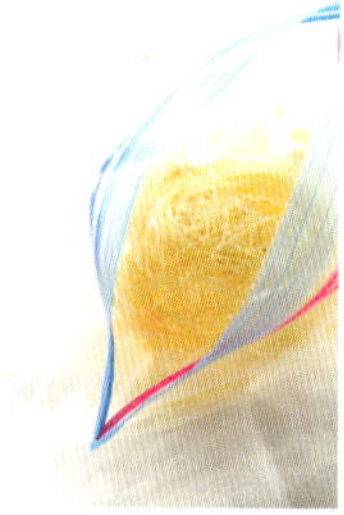

とうもろこしのひげ

ひげは黒い部分があればカットし、冷蔵庫に保存しておきます。少したまったらお茶のように湯で煮出し、梅雨のむくみをとる薬膳茶としていただきます。ひげは天日干しにして使ってもOK。お茶に香ばしさが出ますよ。

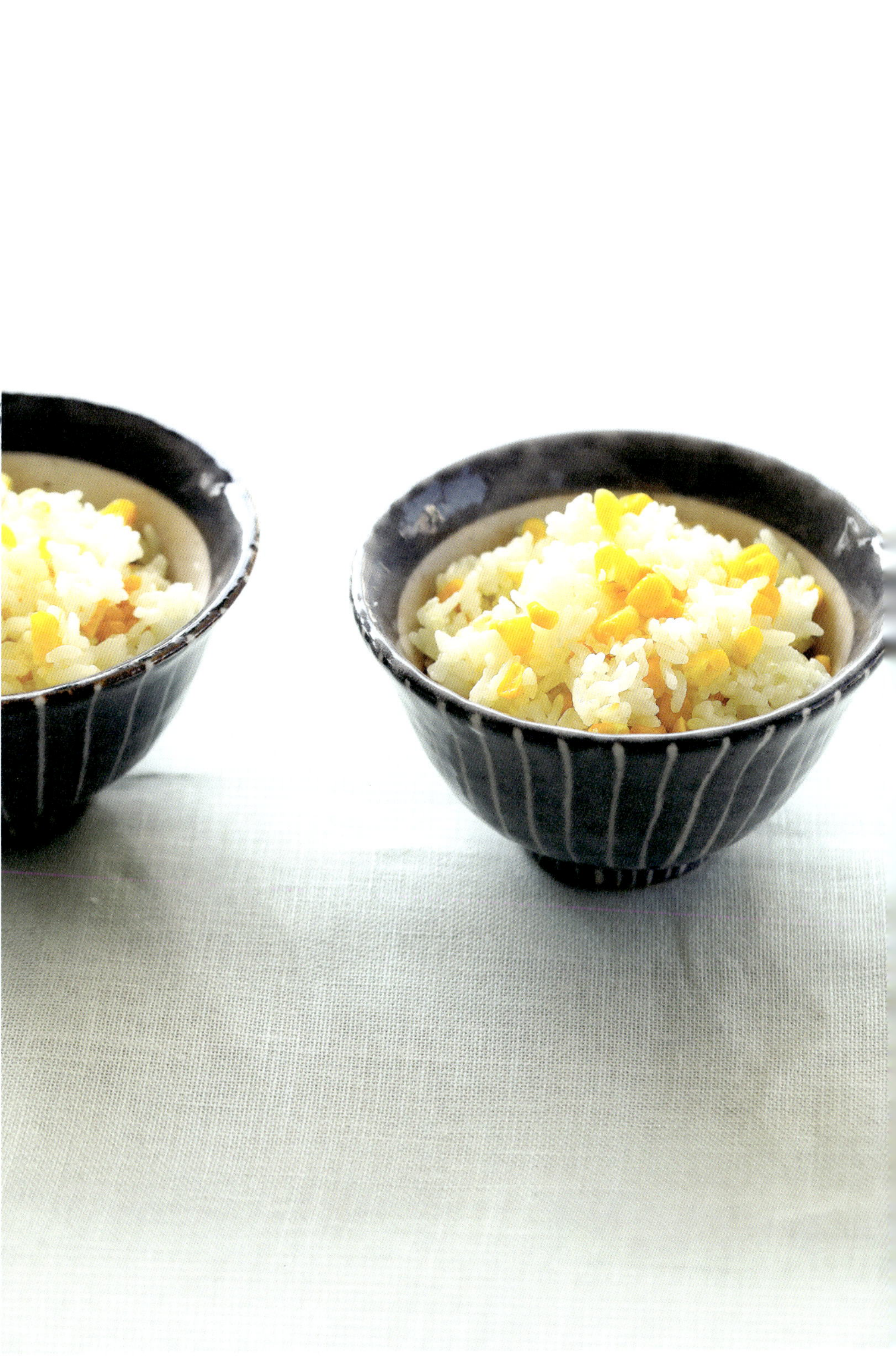

column 夏

らっきょうは万能食材

らっきょうはもともと大好きで、いつか自分で漬けてみたいと憧れていたんです。自分で作った愛おしさが隠し味になっているのかもしれないけれど、実際に漬けてみたら、本当においしい！　手前みそならぬ、手前らっきょうですね。もうひとつ、自家製のいいところは、心おきなく使えること。だってほら、市販品ってちょっと高いんですよね。甘酸っぱさはいい調味料に、食感はいいアクセントになるので、刻んで野菜炒めやチャーハン、ソースに加えたりして、よく活用しています。

薬膳では、らっきょうは気を巡らせる食材。気とは、生命力のようなもので、薬膳で補った気も、滞っている気も、巡らせることが肝心です。その意味でも、いろいろな料理に少しずつ加えるのは、いいこと。梅雨の湿気で弱った胃腸を労り、ストレスを取り除く作用があるとも考えられています。

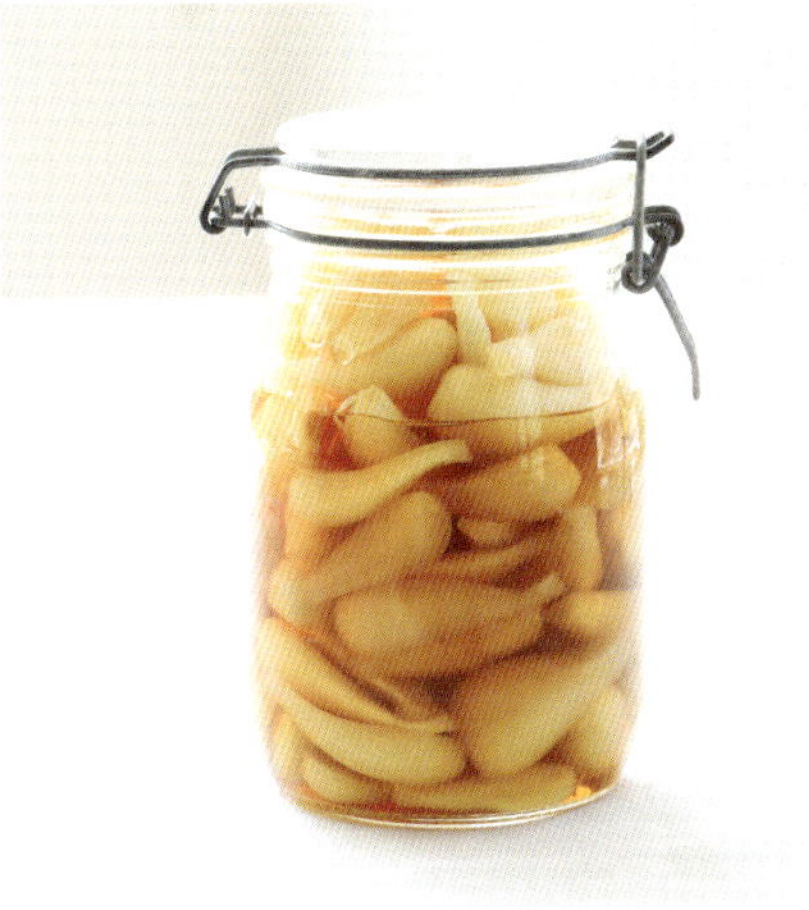

【材料／作りやすい分量】

らっきょう　正味1kg

A
- 酢　400mℓ
- 水　175mℓ
- きび砂糖　2カップ
- 赤唐辛子　1本

塩

【作り方】

1　らっきょうは洗って水けをふき、二重にしたビニール袋に入れる。塩100gを加えて全体にまぶし、空気を抜いてしっかり口を閉じ、冷蔵庫で5～7日おく。

2　水1000mℓに塩小さじ1/2を溶かし、薄い塩水を作る。

3　①を流水で洗い、②につけて5～6時間おき、塩抜きする。途中、2～3回水を替え、しっかり水けをふいて保存瓶に入れる。

4　鍋にAを煮立て、砂糖を煮溶かす。あら熱がとれたら③に注ぎ、3～4日おいて味をなじませる。

保存　常温で約1年

ドレッシングに

どんな味とも相性がいいので、和風・洋風・中華風、ジャンルを選ばず使えます。市販のドレッシングに混ぜても美味。

タルタルソースに

ピクルスの代わりに使っても。マヨネーズと合わせると、らっきょうが苦手な人でも食べやすくなります。

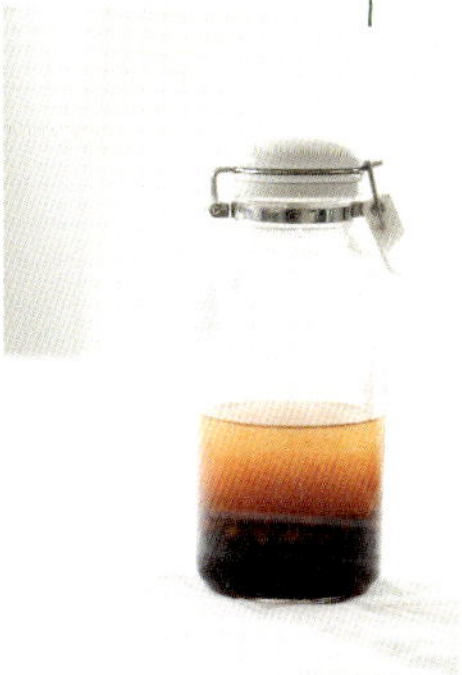

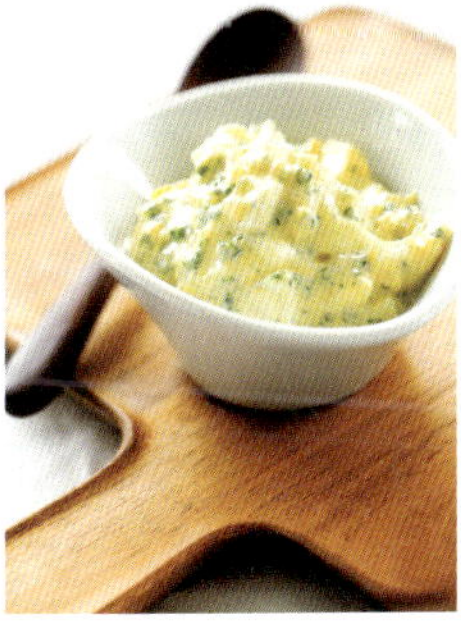

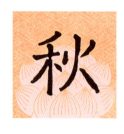

秋

秋は空気が乾燥する季節。体の表面だけでなく、のどや肺、腸など、体の中も乾いてくるので、潤いを補うことを第一に考えます。また、冬に備えてエネルギーを蓄えるのも大切です。

いろいろきのこのホイル焼き

きのこは生命力を補うとされるので、冬に向かっていく体にはいい食材。ひとつ使うより、複数種を使ったほうがうまみが華やかになるので、ホイルの中にギュッと閉じ込めました。うまみがしっかりしていると塩分ひかえめでもおいしく感じるし、きのこは低カロリーなので、母の体のためにもよく作るメニュー。ぎんなんとすだちで、秋の彩りを添えていただきます。

【材料／2人分】

しめじ・しいたけ・まいたけなど
好みのきのこ―計200g
生きくらげ―40g
なす―½本
ぎんなん―6粒
ぽん酢しょうゆ―適量
すだち―1個
バター

【作り方】

1 きのこ類は石づきをとり、食べやすく切る。きくらげはかたいところをとり、ひと口大に切る。なすは縦4等分に切る。

2 アルミホイルに**1**とぎんなんを各半量、バター10gを順にのせて包む。これを2個作り、オーブントースターで20～25分焼く。ぽん酢しょうゆをかけ、4等分にしたすだちを2つずつ添える。

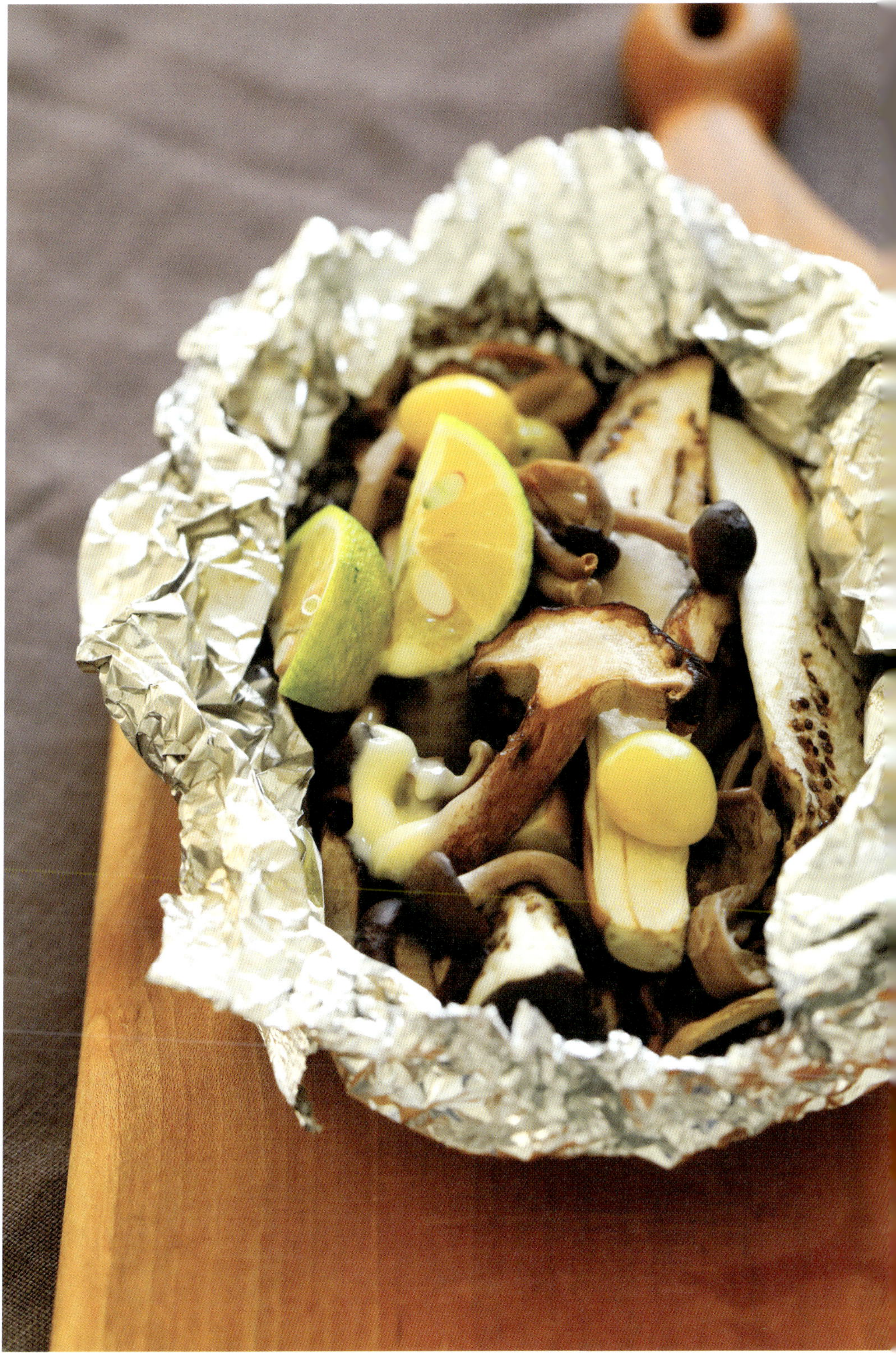

里いもと豚バラの煮ころがし

豚肉は潤いを補い、里いもは滋養強壮にいい食材と考えられています。さっぱりしたものが食べたい夏とは違って、秋はこっくり、こってりしたものが恋しくなりますよね。素揚げした里いもと豚バラ肉の組み合わせは少しボリューミーに感じますが、冬ごもりに備えてエネルギーを蓄えたい秋には、じつはぴったりの料理なのです。砂糖を黒砂糖に代えると、さらにコクが出て格別においしく仕上がります。家族がそろう、休日のごはんによく登場する一品です。

【材料／2人分】

里いも―6〜8個（300g）
豚バラ薄切り肉―200g
A［酒―大さじ2
　砂糖・しょうゆ―各小さじ2
青ねぎ―少々
揚げ油・油

【作り方】

1　里いもは水けをふき、180℃の揚げ油に入れ、竹串がすっと通るまで揚げ、油を切る。

2　フライパンに油小さじ1を中火で熱し、豚肉の脂が出てくるまで焼きつけるように炒める。肉の色が変わったら余分な脂をふき取り、1とAを加え、フライパンをゆすりながら、汁けがなくなるまで煮からめる。器に盛り、斜め切りにした青ねぎを飾る。

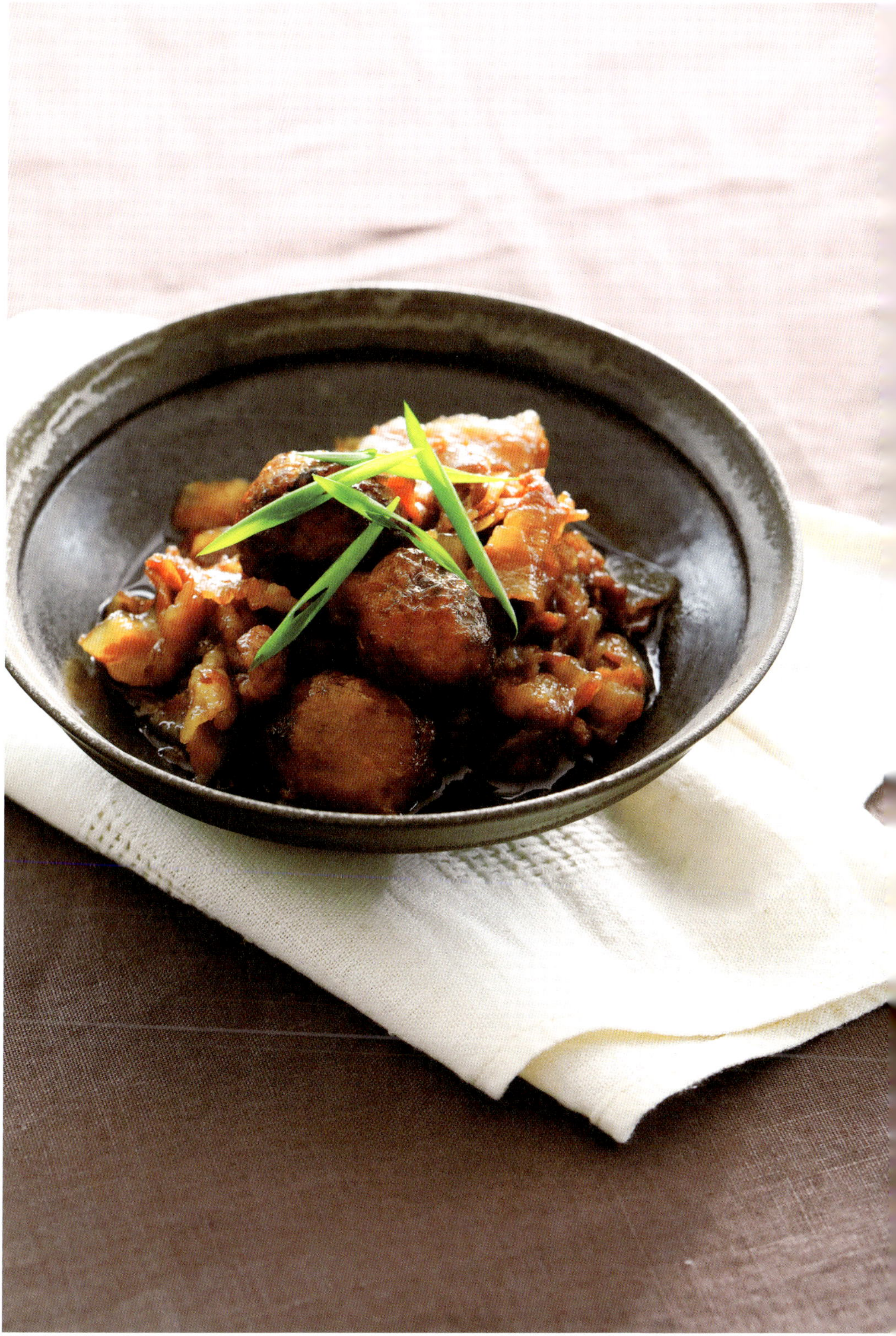

鶏のソテー いちじくソース

フレッシュないちじくは、旬のほんの一時期しか出回らないフルーツ。潤いを補い、胃腸を労ってくれる、季節の縁起物です。娘には、その年のいちじくをどうしても食べてほしくて、スーパーで見かけたら必ず買うようにしています。加熱すると、とろっとして、生のときとはまた違った特別なおいしさ。甘酸っぱいソースにして、鶏肉のソテーにたっぷりかけていただきます。果実の鮮やかなピンク色が写真映えするので、ついSNSにアップしたくなります（笑）。

【材料／2人分】
鶏もも肉――1枚（300g）
いちじく――2個
A
バター――20g
バルサミコ酢・酒・しょうゆ――各大さじ1
メープルシロップ――小さじ2
パセリのみじん切り――少々
塩・こしょう・油

【作り方】
1 鶏肉は半分に切り、塩・こしょう各少々をまんべんなく振る。いちじくは飾り用に少し残し、1cm角に切る。
2 フライパンに油大さじ2を中火で熱し、鶏肉を皮目から入れる。片面8～10分、返してさらに1～2分、火が通るまで焼いて器に盛る。
3 2のフライパンにAといちじくを入れ、とろりとするまで混ぜながら煮詰め、2の鶏肉にかけてパセリを散らす。食べやすくカットした飾り用のいちじくを添える。

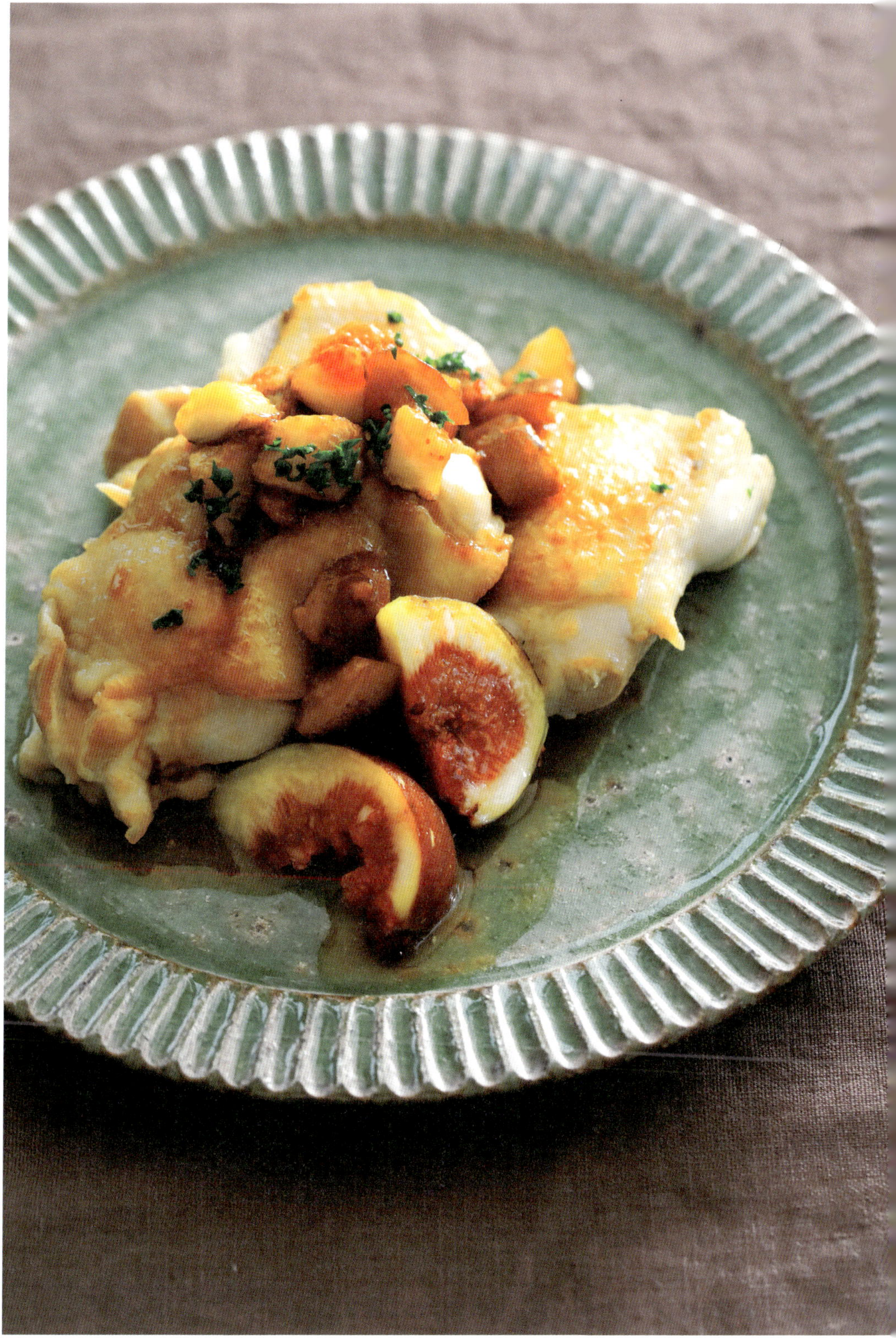

かぼちゃと小豆のすいとん

すいとんは、娘が大好きなおばあちゃんの味。私がオーソドックスなしょうゆ味に作っても「おばあちゃんのほうがおいしい」と言われてしまうので、ここは変わりすいとんで勝負。夏から秋にかけて収穫されるかぼちゃは保存性が高く、「冬至に食べると風邪をひかない」なんていわれるほど、その昔は冬の貴重な栄養源だったとか。薬膳でも生命力を補う食材とされ、胃腸の調子を整えるなどの効果がありますす。すいとんにすればのどごしがよく、食欲のないときにも重宝します。

【材料／2人分】

かぼちゃ——正味80g
小豆——20g
A
- 小麦粉——60g
- 片栗粉——20g
- 塩——ふたつまみ
- 水——30〜40㎖

B
- だし——600㎖
- しょうゆ・みりん——各大さじ1
- 塩——小さじ1

C 片栗粉・水——各大さじ1
青ねぎの小口切り——少々

【作り方】

1 小豆はひと晩水につけ、たっぷりの熱湯でやわらかくなるまで1時間ほどゆで、ざるに上げる。
2 かぼちゃは皮つきのままひと口大に切り、耐熱容器に入れてラップをし、電子レンジ（600W）で5〜6分加熱し、熱いうちになめらかにつぶす。
3 ボウルに**2**とAを入れてこね、直径3㎝ほどに丸め、中央を少しくぼませる。
4 小鍋にBを煮立て、**1**と**3**を加えてすいとんが浮いてきたら弱火で3分煮る。Cの水溶き片栗粉を回し入れ、さらに2分煮る。器に盛り、青ねぎを散らす。

光文社ノンフィクション編集部の好評既刊

君たちは どう働くか

著者累計167万部!

木暮太一

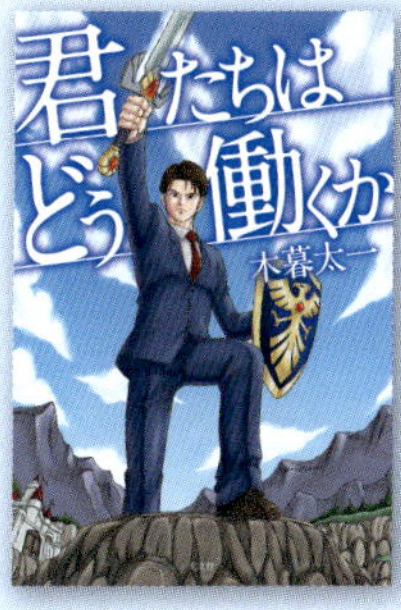

四六判ソフトカバー●1,300円

結局、必要なのは「武器」と「仲間」と「経験値」

3つの会社でサラリーマンとして働き、現在は経営者となった著者が、「実戦」を通して考え抜いた、これからの時代の仕事論。ロールプレイングゲーム仕立てのイラスト入りケーススタディは、わかりやすくて、しかもリアル感バツグン！過酷な受験戦争や就職試験を勝ち抜いたルーキーたちに、これまでの装備の思い切った捨て方、新しい武器や仲間、経験値の勝ち取り方を伝授します。

- 自分の道を選ぶ
- 「60点思考」を持つ
- ゼロからはじめることに慣れる
- 自分の「空気」をコントロールする

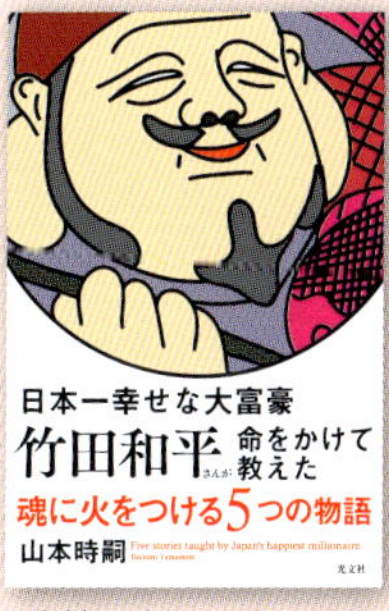

四六判ソフトカバー●1,400円

世界一幸せな大富豪 竹田和平さんが命をかけて教えた 魂に火をつける5つの物語

山本時《とき》嗣《おみ》

「平成の花咲爺」の薫陶を受けた人々が受け継いだ、人生の咲かせ方

仕事にも生き方にも行き詰まりを感じていた著者が、やむにやまれぬ思いで会いに行った、名古屋のお菓子会社の社長。その人は、「まごころ」でビジネスをやってのける、生きた花咲爺だった！ 吉田製菓元社長、故・竹田和平氏の〝不肖の一番弟子〟であった著者をはじめ、氏に出会って人生の花が咲いた人々が語りおろす、魂に火をつける5つのリアルストーリー。

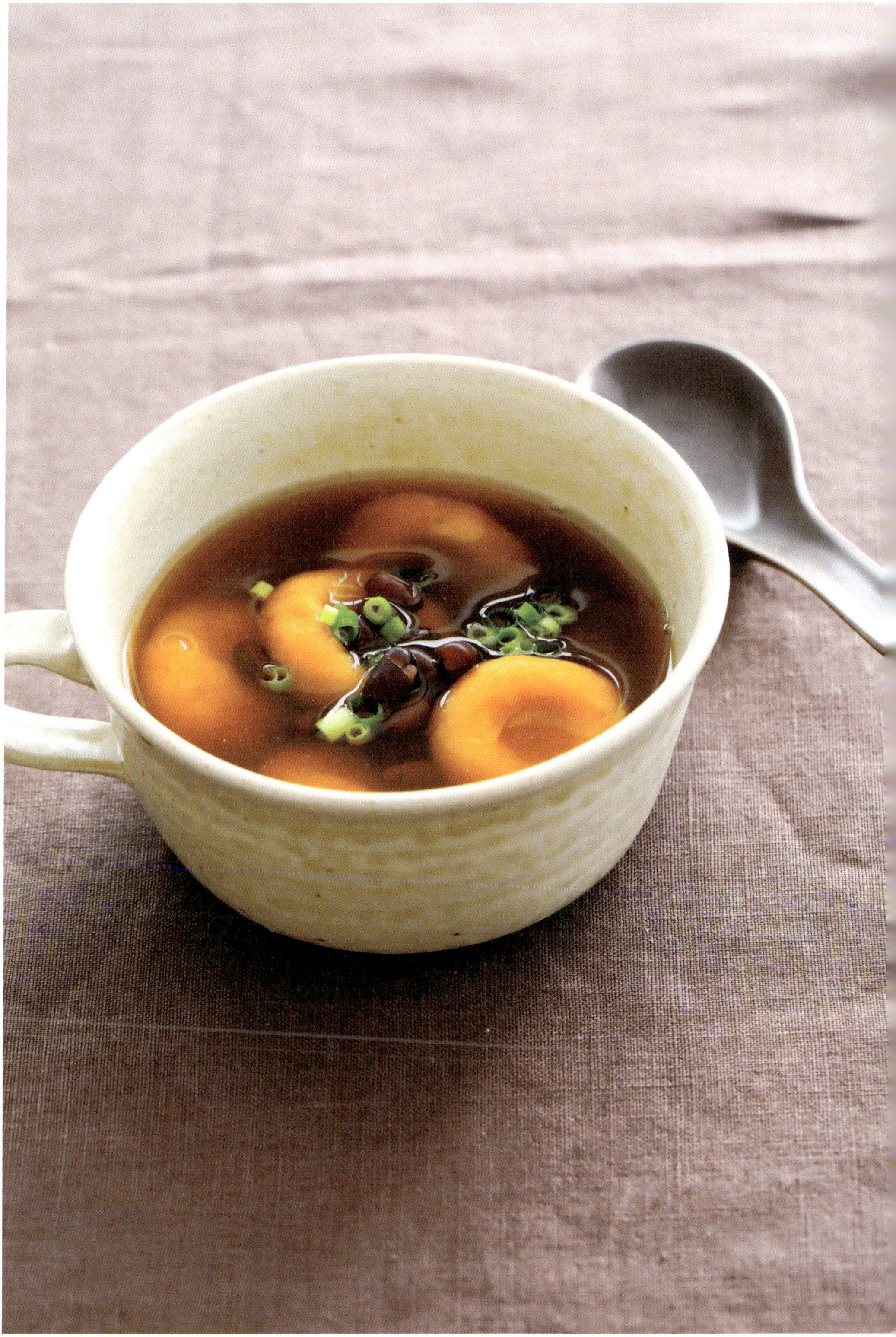

カキの豆乳チゲ

カキと豆乳、白ごまは、どれも潤いを補う食材なので、この鍋はまさしく、パワフルに体を潤してくれるメニュー。そこへ、体を温める効果のあるにらを彩りに添えました。カキが苦手な人は、ホタテやムール貝に代えてもいいですね。私たち更年期世代は、いわば人生における秋を迎えているわけで、悲しいけれど、体の中も外も、どうしても潤いが減ってきます。だから秋の薬膳というのは、一年じゅう食べてもいいくらい、私たちにぴったりなものばかりなんです。

【材料／2人分】
カキ—100g
豆腐—½丁
にら—¼束
だし・豆乳—各200㎖
すり白ごま—適量
片栗粉・塩・しょうゆ

【作り方】
1 ボウルにカキを入れ、片栗粉大さじ1、水100㎖を加えて軽くもみ洗いし、流水ですすいでざるに上げる。
2 豆腐は2等分に、にらは5㎝長さに切る。
3 鍋にだしを煮立て、豆腐を入れる。火が通ったら豆乳を加えて弱火にし、沸騰させないように温める。カキとにらを加え、火が通ったら塩小さじ1、しょうゆ小さじ½で調味する。器に盛り、白ごまを振る。

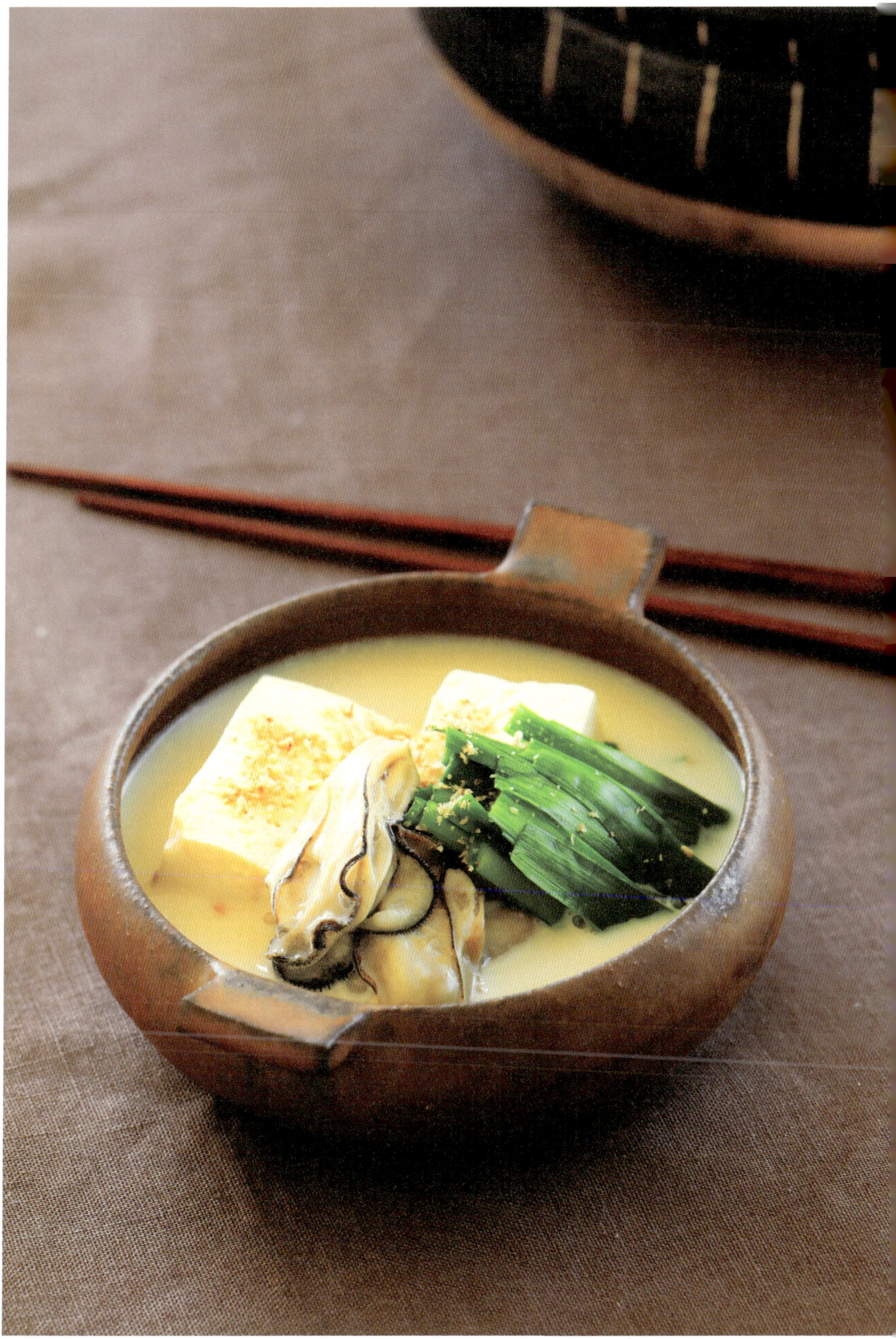

column 秋

きのこを干す

秋の味覚といえば、きのこ。菌床での栽培が増え、今や一年じゅう出回るとはいえ、秋がくれば、やはり特別なものに感じますよね。がぜん、食卓への登場回数が増えます。

きのこは意外と傷みやすいので、使い残したときには、ざるに広げてベランダへ。そのまま丸一日、天日干しにします。太陽の光を浴びたきのこは、生のときよりもちょっと引き締まった表情に。水分が抜けたぶんうまみが凝縮し、干ししいたけとまではいきませんが、とてもいいだしが出ます。そのまま炊き込みごはんに入れてみたり、細かく刻んで汁ものや餃子に加えてみたり。香りも食感も上がり、料理のいいアクセントになります。干すことで保存性が高まるので長く楽しむこともできるうえ、きのこに含まれるビタミンDなどの栄養価もアップするそう。きのこを干すって、いいことずくめなんですね。

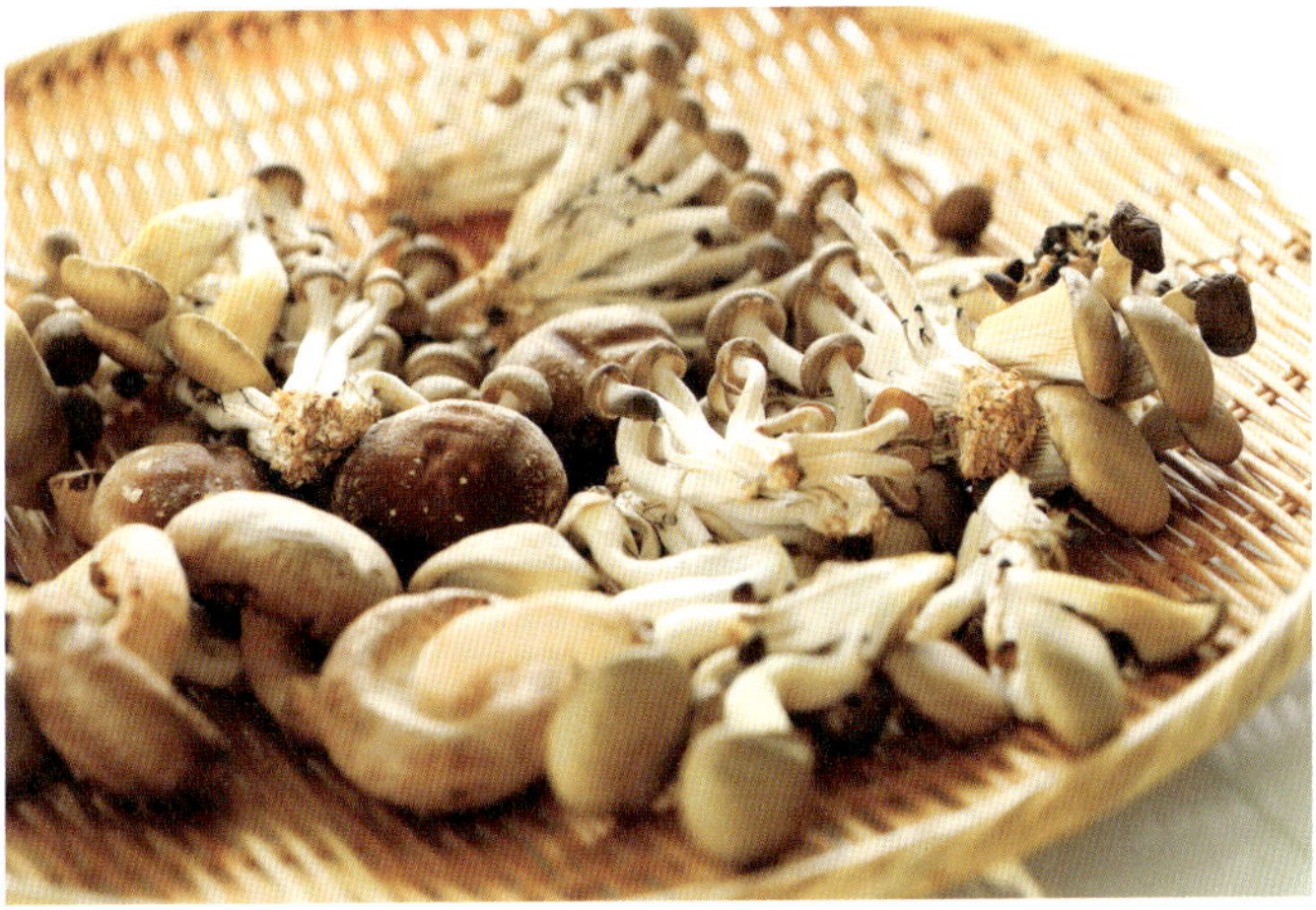

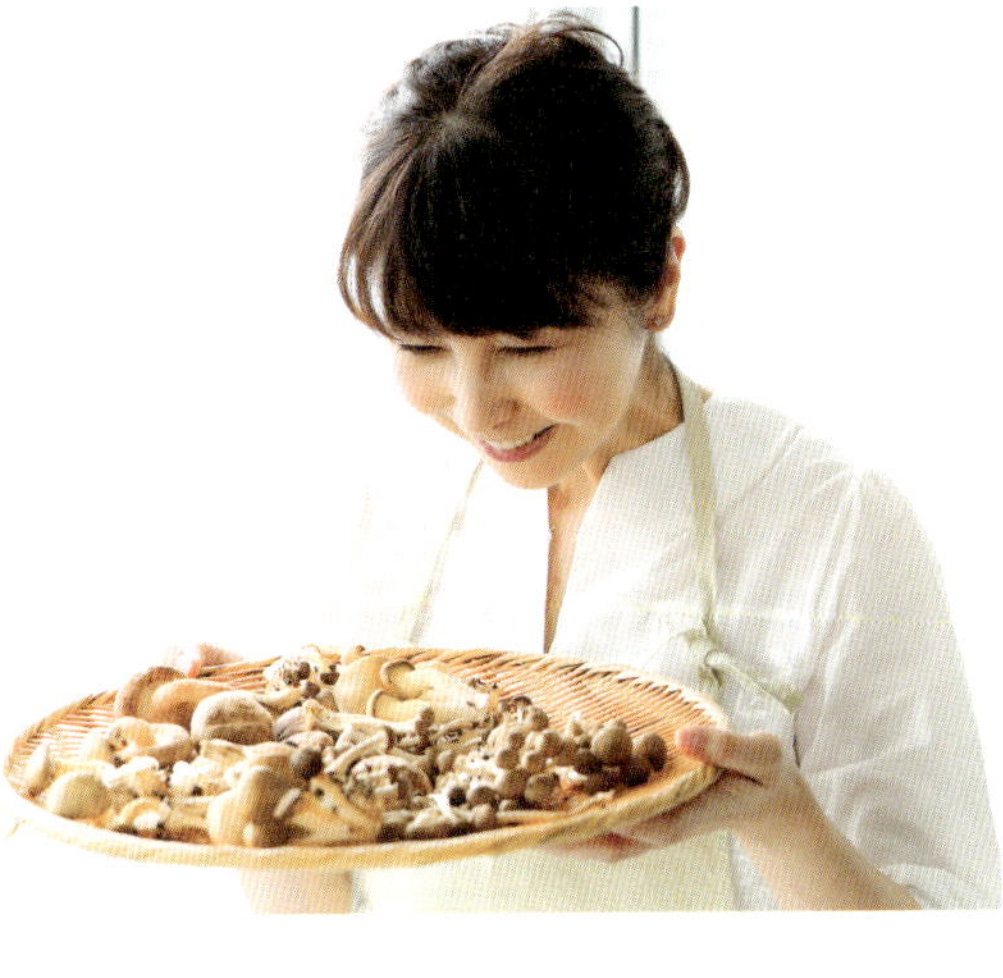

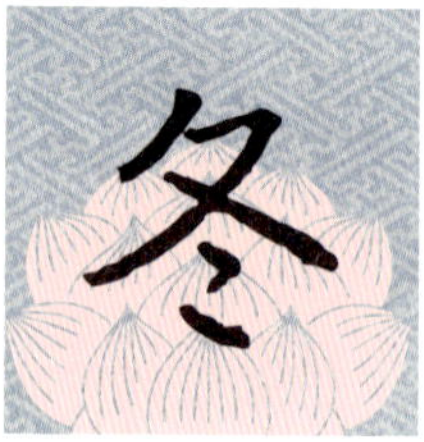

冬は生命力を蓄える季節。体を温め、体の栄養になる食材を選びます。同時に、生命力を育てることも大切。その力があるといわれる黒い食材を積極的にいただきましょう。

サーモンの甘酢あん

サーモンは体を温める魚介類で、特におなかの冷えにいいと考えられています。香ばしく火を通して、温かいあんをたっぷりとからめました。そのあんには、生命力を逃がさないように守ってくれる、お酢をプラス。そうそう、中国でお酢といえば黒酢なんですよね。適量を加えるとコクを出しつつ、味を引き締める効果があるので、調味料としても欠かせません。

【材料／2人分】

サーモン―2切れ
玉ねぎ―½個
しいたけ―2枚
ピーマン―1個
A
　黒酢―大さじ1
　酢・酒―各大さじ2
　砂糖・しょうゆ・水―各大さじ3
　塩―少々
B　片栗粉・水―各小さじ2
油

【作り方】

1　サーモンは骨を除き、ひと口大に切る。

2　玉ねぎ、しいたけ、ピーマンはひと口大に切り、さっと下ゆでする。

3　フライパンに油大さじ1を中火で熱し、**1**のサーモンを炒める。火が通ったら**2**を加え、油がなじんだら混ぜ合わせたAを加え、煮立ったらBの水溶き片栗粉を回し入れて2分ほど煮る。

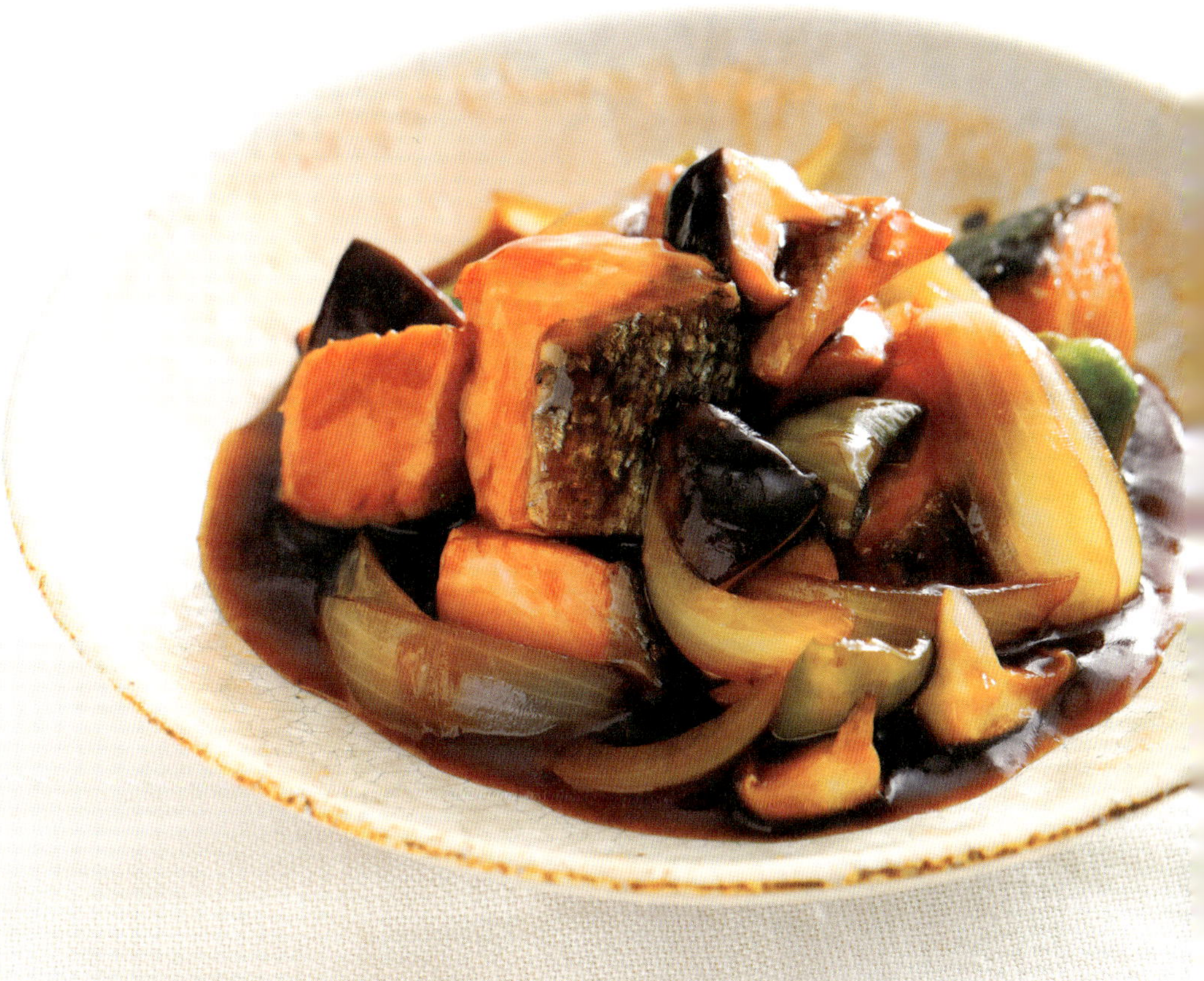

エビにら玉

体を温める食材にも種類があって、エビは、しょうがや唐辛子のように直接的に温めるというより、何かに頼らなくても自家発電のように自らを温められる、そんな力をつけてくれると考えられています。にらも体を温める食材なので、相性抜群。あんかけにして、天津飯風にしてもいいですね。彩りもよく、冬の食卓が華やかになります。ところで、同じ甲殻類でも、カニは体を冷やす食材とされているんです。面白いですよね。そこで夏場には、エビをカニに代えて調理します。

【材料／2人分】

エビ—6〜8尾
A［酒—大さじ1
　 片栗粉—小さじ1
卵—2個
にら—1束
B［塩—小さじ¼
　 ナンプラー—小さじ1
塩・油

【作り方】

1 エビは殻と尾、背ワタを除き、Aをもみ込む。卵は塩小さじ¼を加えて溶く。にらは5㎝長さに切る。

2 フライパンに油大さじ1を中火で熱し、卵を流し入れ、混ぜながら半熟状に火を通してとり出す。

3 **2**のフライパンに油大さじ1を足し、エビを炒める。軽く火が通ったら、にら、Bを加えて炒め合わせ、仕上げに**2**の卵を戻し入れてざっくり混ぜる。

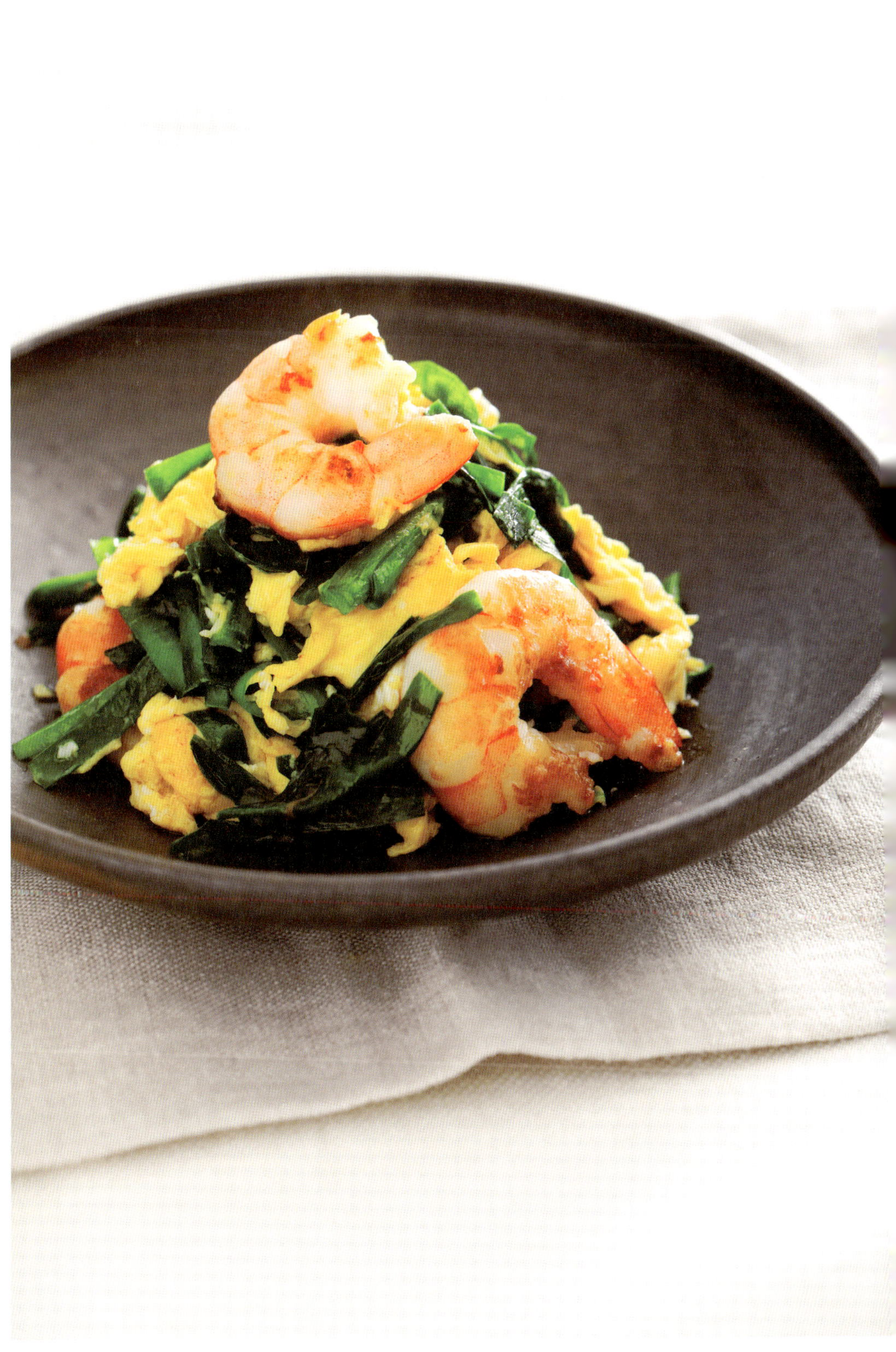

鶏ももの黒ごま焼き

黒ごまといえば、生命力を育てる黒い食材の代表的存在。鶏肉にたっぷりとまぶして焼きました。これなら、一度にたくさん摂ることができますよね。鶏肉は皮を残し、皮とは反対面に黒ごまをまぶして焼くのがポイントで、これにより、両面とも違ったカリカリ具合を楽しむことができます。おかずにもいいけれど、おつまみにも最高。ビールによく合いますよ。鶏肉は、体の表面のバリア機能を強化してくれる食材なので、風邪をひきやすいこの時期にいいですね。

【材料／2人分】

鶏もも肉——1枚（300g）

A
- 小麦粉——大さじ1
- 溶き卵——1個分
- 煎り黒ごま——20g

パセリ（あれば）——少々

塩・しょうゆ・酒・ごま油・サラダ油

【作り方】

1 鶏肉は半分に切り、塩小さじ½をまんべんなく振り、しょうゆ小さじ1と酒小さじ2をまぶして10分おく。皮がついていない面にAの小麦粉、溶き卵、黒ごまを順につける。

2 フライパンにごま油・サラダ油各大さじ1を中火で熱し、**1**を皮目から入れ、8分ほど焼く。皮がパリッとしたら返し、火が通るまで2分ほど焼く。器に盛り、あればパセリを添える。

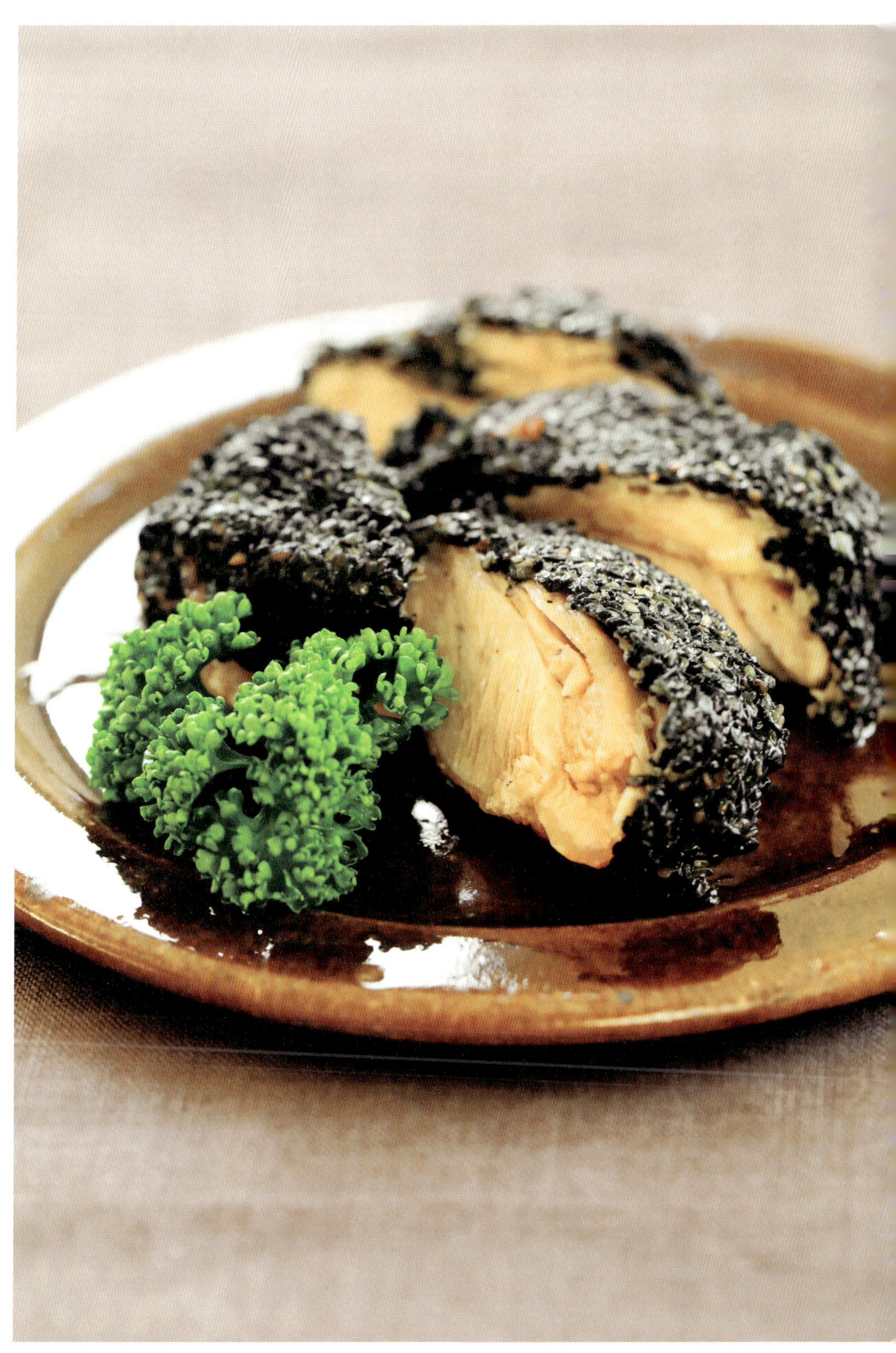

ラムとピーマンの細切り炒め

　ふだんよく使う豚肉や鶏肉、牛肉は、体を温めも冷やしもしない「平性」の食材。冬場は体を温めたいので、肉類のなかでは珍しい「温性」のラム肉を使って、チンジャオロース風にアレンジしました。ピーマンも体を温めるとされているので、冬におすすめの組み合わせです。ところで、近ごろラム肉は買い求めやすくなったものの、苦手な人が多いですよね。うちの家族もそう。だから、牛乳につけて独特なくさみを抜く、このひと手間で、ぐっと食べやすくなります。

【材料／2人分】
ラム肉—150g
ピーマン—3個
牛乳—50㎖
A
しょうゆ・酒—各小さじ2
オイスターソース・砂糖・片栗粉—各小さじ1
塩—少々
酒・こしょう・油

【作り方】
1　ラム肉は5㎜幅の細切りにし、牛乳に15分つける。水けをふき、酒大さじ1、こしょう適量をもみ込む。ピーマンは5㎜幅の細切りにする。
2　フライパンに油大さじ1を中火で熱し、ラム肉を炒める。肉の色が変わったらピーマンを加えてさらに炒め、混ぜ合わせたAを加えて炒め合わせる。

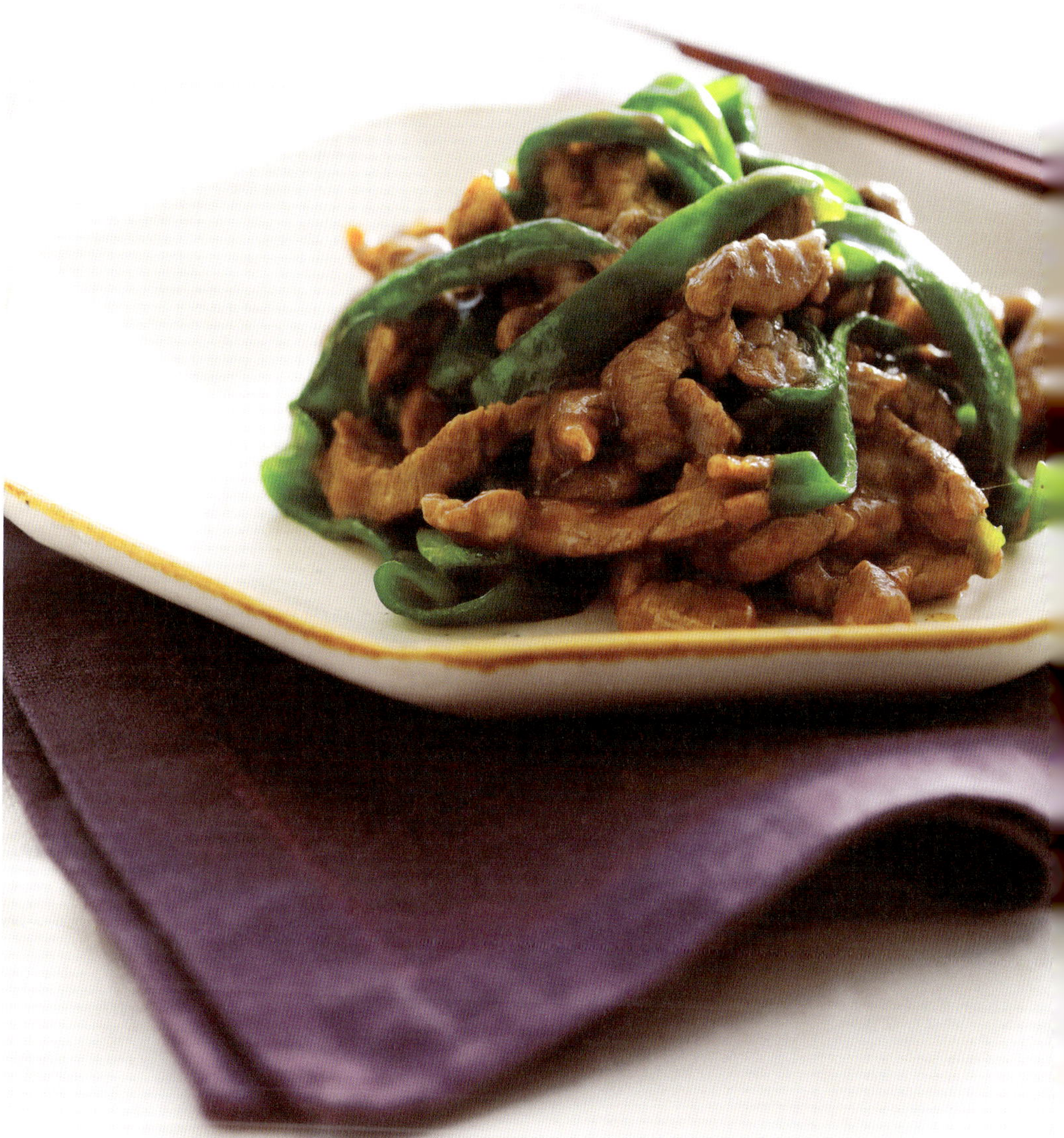

黒豆ごはん

黒豆を入れて炊いたごはんって、なんともいえずきれいな紫色になりますよね。この色は、黒豆の皮に含まれている色素のアントシアニンで、抗酸化力があるそうです。薬膳では古くから、黒い食材には老化を予防する力があるといわれているので、あとから科学的な根拠が追いついた形——そう考えると面白いですね。味つけはお酒と塩だけでシンプルに。スーパーのお菓子コーナーで煎り黒豆を買って作ることもあります。煎り豆なら、ただ入れて炊くだけ。いっそう簡単ですよ。

【材料／2合分】

米—2合
黒豆—50ｇ
酒・塩

【作り方】

1 米はとぎ、黒豆はさっと洗い、それぞれざるに上げる。

2 炊飯器に米を入れて目盛りまで水を注ぎ、酒小さじ2と塩少々を加え、黒豆をのせて普通に炊く。

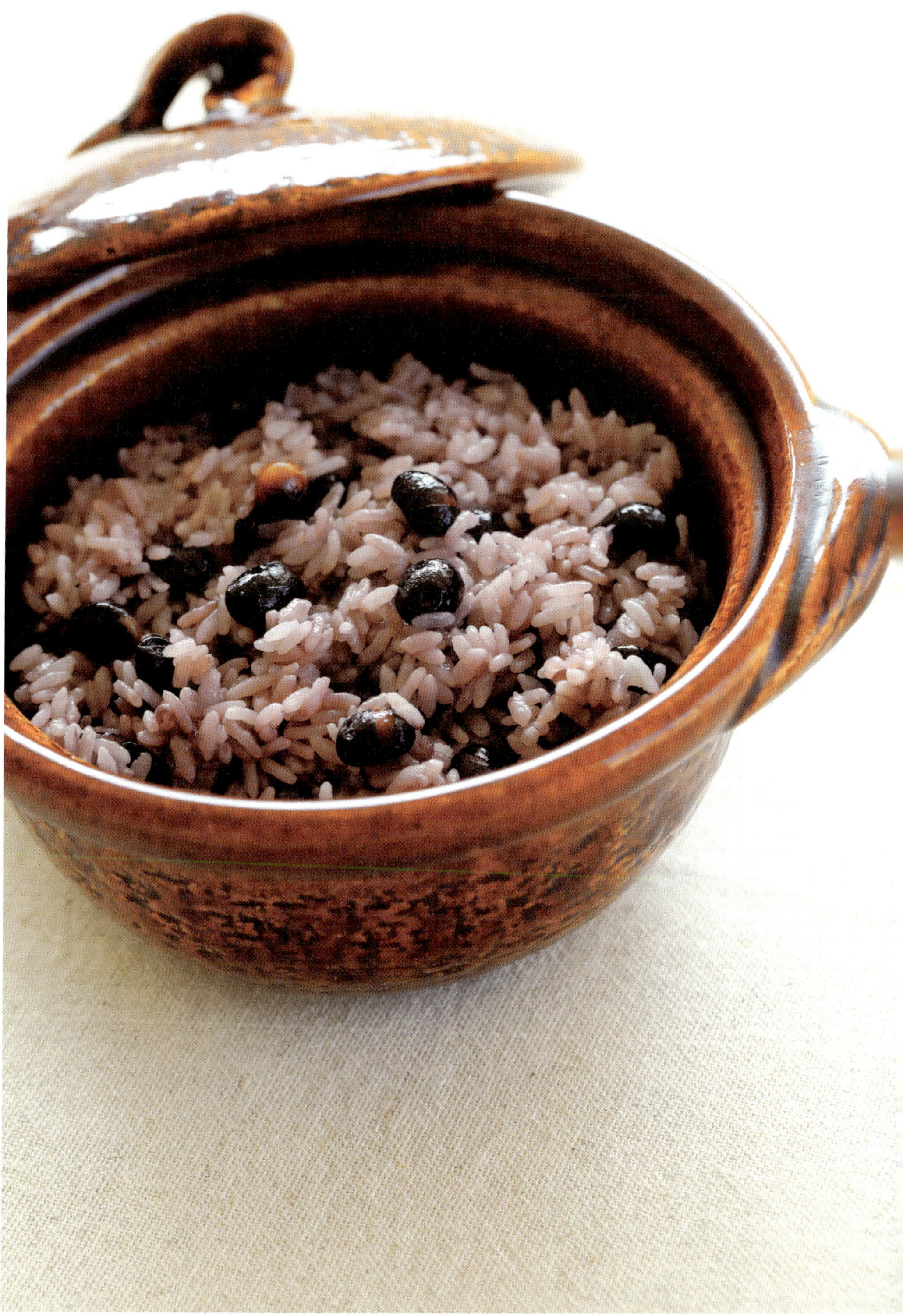

column 冬

できるだけ捨てない

薬膳では「一物全体」と表現され、食材はできるだけ丸ごといただくようにといわれます。私も薬膳を勉強してからは、食材を使い切る方法を考え、ほとんど捨てなくなりました。

野菜の場合は、皮や、そのすぐ下の部分にこそ栄養が豊富といわれるので、ふだんは皮ごと調理しています。ただ、料理によっては、皮をむかないと食感が損なわれてしまう場合もあるので、そんなときは、余った皮だけを使ってきんぴらにしています。独特の歯ごたえで、おいしいんですよね。芯や茎などは、刻んでみそ汁やスープに入れたりして。どちらもすぐに使わないときは、干したり、冷凍庫にためておいて、野菜ブロスに使います（P33）。もちろん、だしがとれたあとの野菜も捨てずに、今度は刻んで甘辛く炒めれば、ごはんのおともとしてさらに一品。最後の最後までおいしくいただきます。

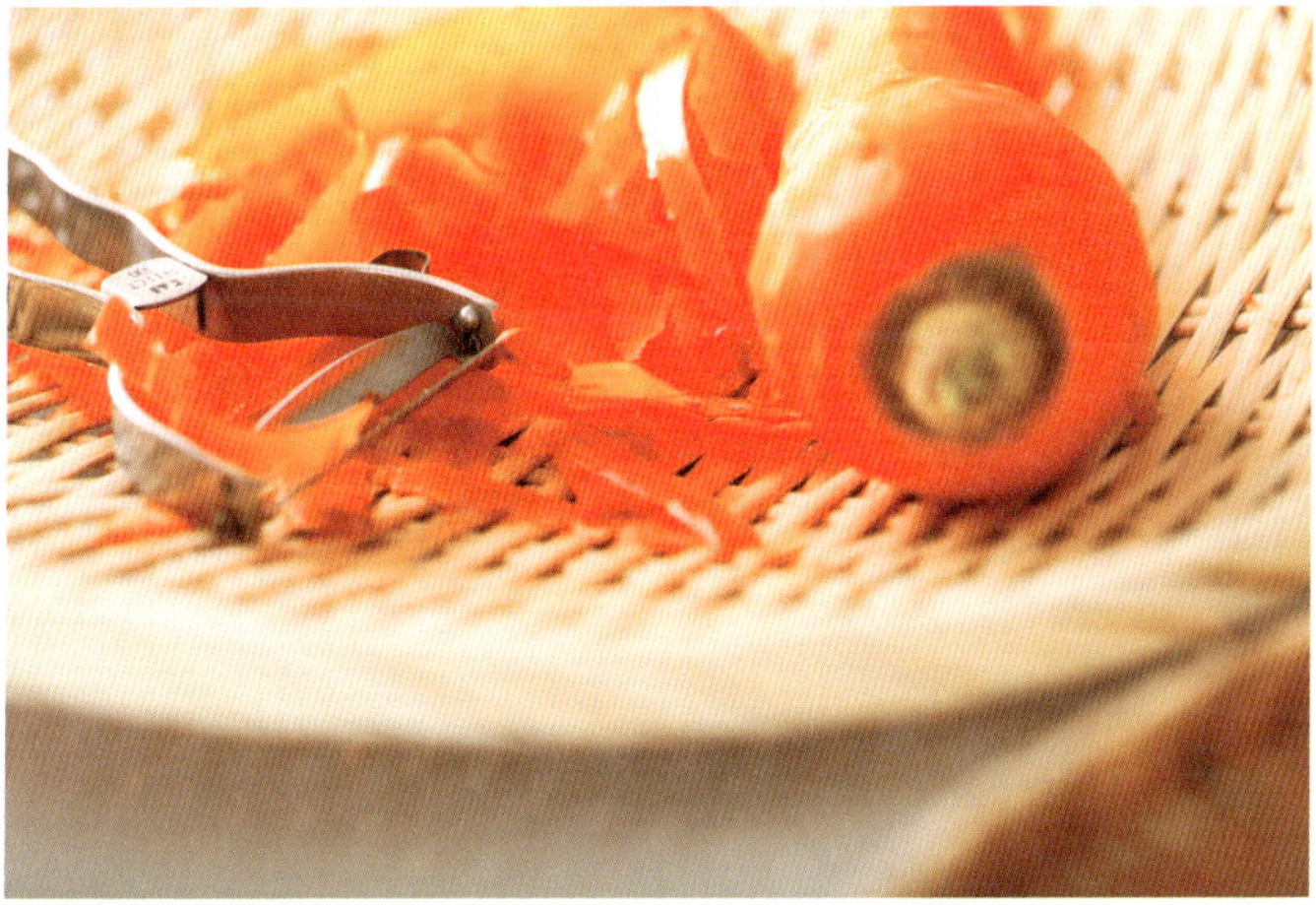

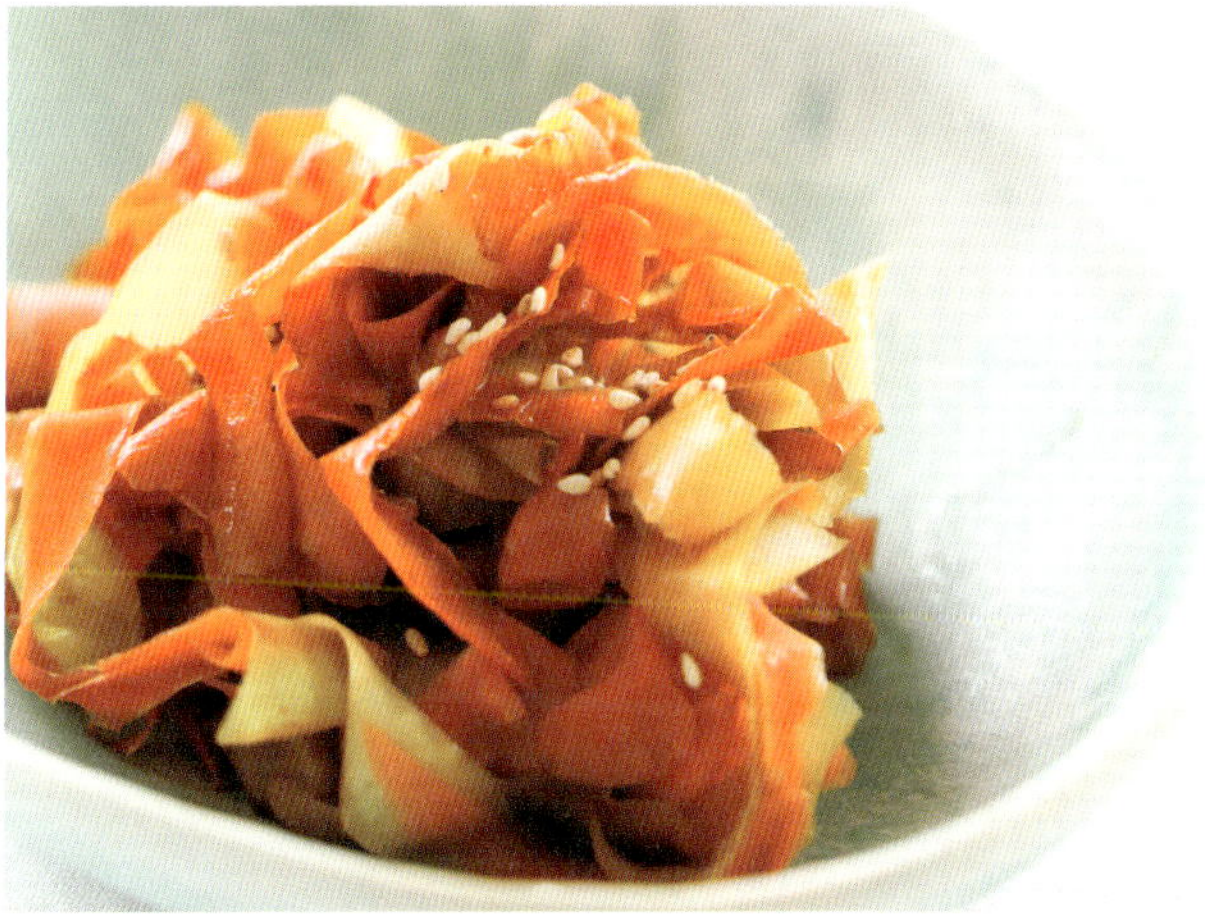

一汁一菜という薬膳

「ひと皿作ればいい」
という気持ちの余裕が
料理への苦手意識を変えてくれた。

たとえどんなに疲れていても、手をかけた料理をいくつもそろえて食卓に並べる――長い間、それが当たり前だと思い込んでいました。「主婦とはこうあるべき！　母とはこうあるべき！」と、自分で自分を縛っていたのです。仕事に追われてなかなか思うようにできず、心の中で娘に謝ったりして。

そんな毎日のプレッシャーから解き放ってくれたのが、料理研究家・土井善晴先生の、一汁一菜でいい、という考え方でした。「なんだ、何品も作らなくていいんだ、頑張らなくてもいいんだ」と、つきものが落ちたように楽になったのです。

たったひとつの料理を作ればいいのだ、と思うと不思議なもので、「大変だし苦手……」だった意識は「楽しい！」へと変化し、もっとおいしく作りたいと思うようになっていました。

たったひとつの料理を作ればいいのだ、と思うと……

ごはんをおいしく炊きたくなった

丁寧にといだお米は格別のおいしさ！——土井先生の「洗い米」を実践しながら、いつも思います。「米は乾物だから、洗ってざるに上げ40分ほどおき、吸水と水切りをする」というもので、この方法ではじめて炊いたとき、母からも「あら、今日のごはんおいしい！お米変えたの？」と言われたほど。とぎ方でこんなに違うのかと、本当に驚きました。このときに使うお気に入りのざるが、奥会津の〝マタタビのつるで編んだ米とぎざる〟。水を含むと柔らかくなって、お米を壊さず、やさしく洗うことができます。土鍋で炊くとおいしいといわれますが、私の場合、どうも炊き上がりがそろわなくて……ここは文明の利器にまかせようと、炊飯器で。ピカピカに光るごはんは、最高のごちそうです。

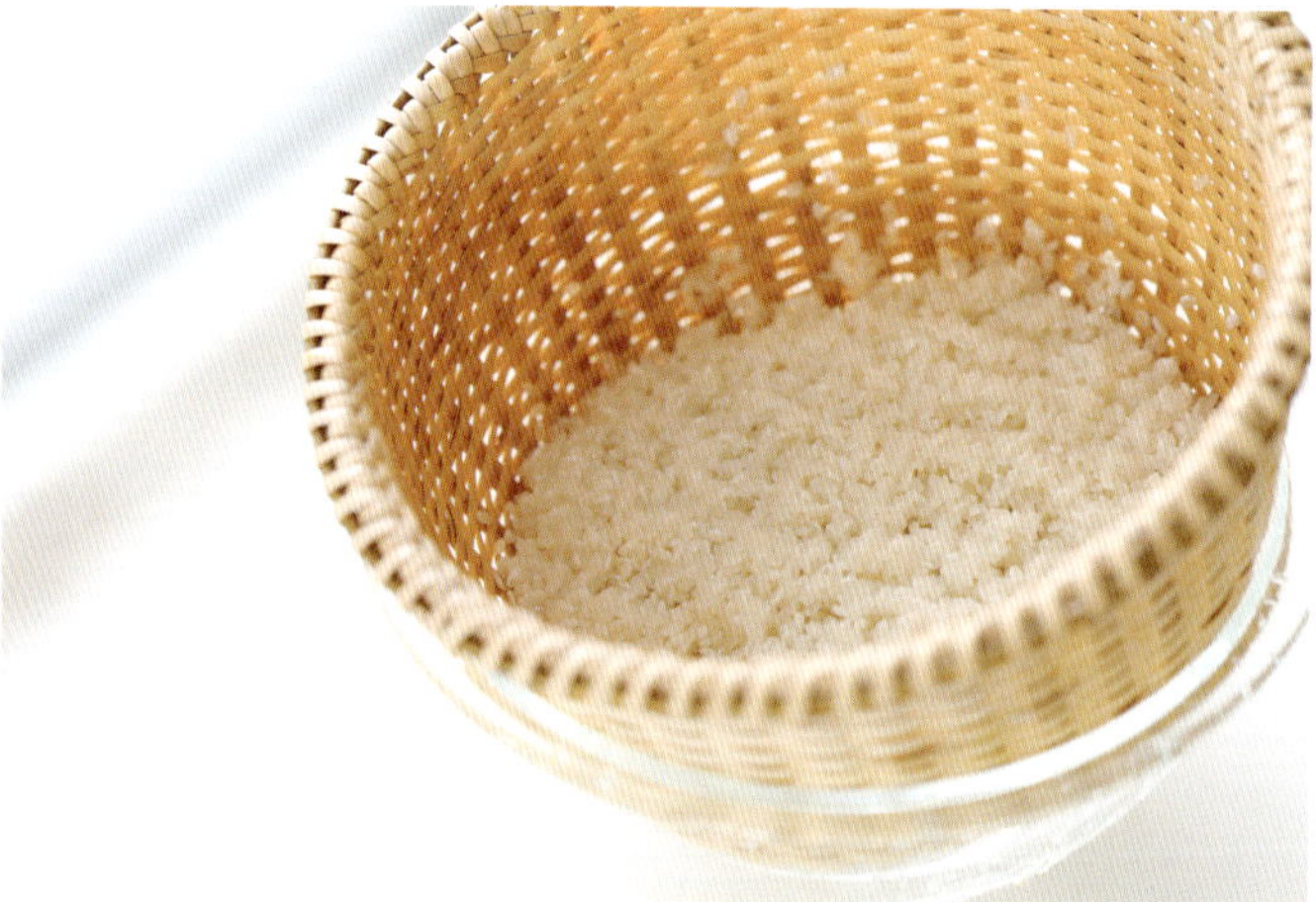

「洗い米」をするとふっくら仕上がる

ざるの中で、水を吸収してだんだん膨らんでいくお米を見ていると、「ああ、今日もおいしく炊けそう！」と思えます。

鍋の中をのぞくようになった

ここで何分煮て、何分焼いてと、毎回レシピのとおりに作っても、作るたびにちょっとずつ違ってなぜか味が安定しない。ずっと、どうしてかしら、と思っていました。特に肉じゃがや豚の角煮はできあがりの差が激しくて、苦手だったんです。でも、ひと皿をゆっくり作るようになって、「まだかな、まだかな……」と鍋の中をよくのぞくようになったら、ある日、気づきました。食材の表情が変わってきて一気に〝食べごろ感〟が現れ、「あ、今おいしそう！」という瞬間があることに。考えてみれば、水分や脂の量など、食材は毎回同じ状態ではないから、調理時間が変わってくるのは当たり前だったんですよね。器に盛る時間も考えて、食べごろ感が現れそうになる寸前で火を止めるようにしています。

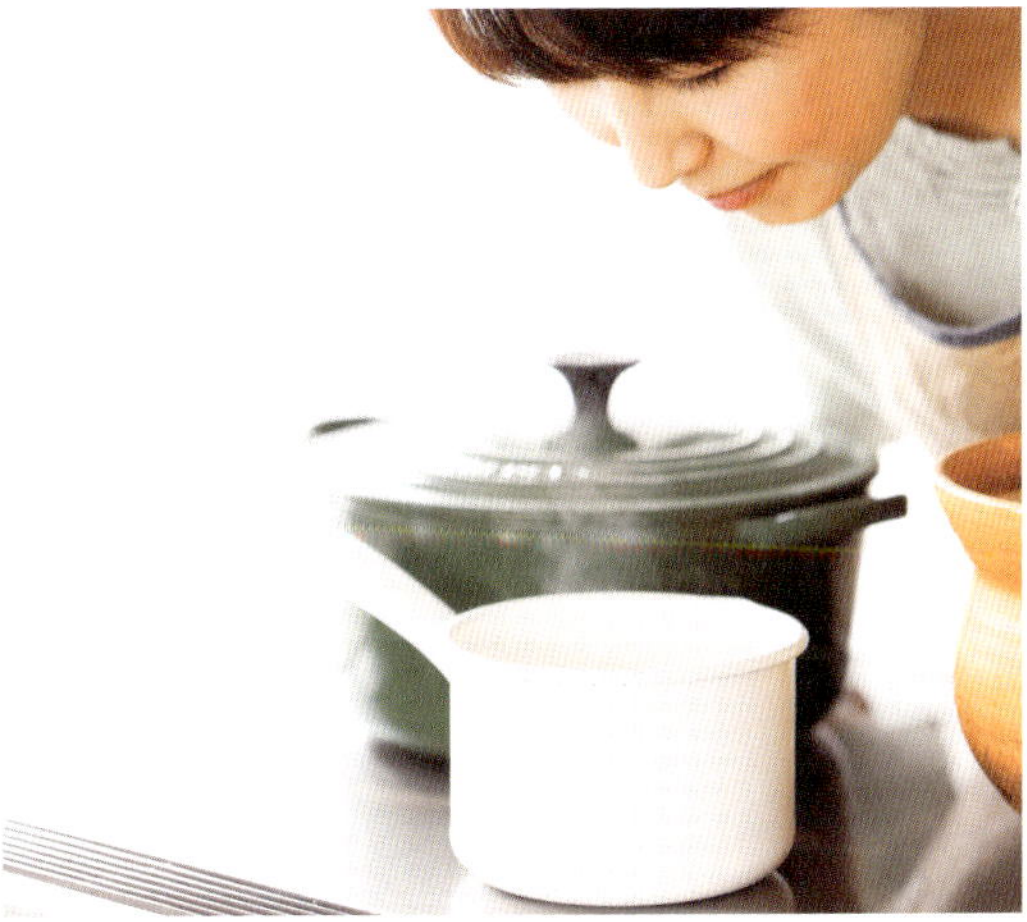

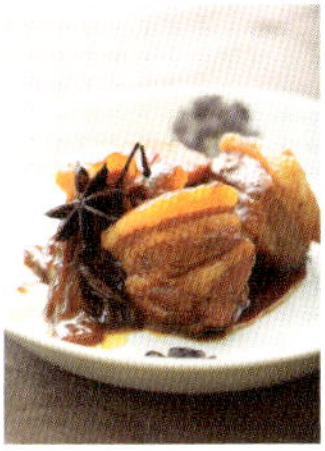

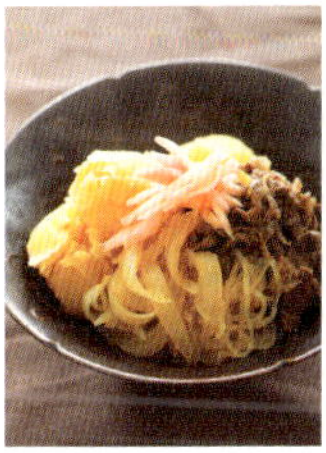

食材のいちばんおいしい瞬間がわかる

食材の見た目はもちろん、おいしくなっていくまでの音や香りの変化も、感じられるようになってきました。

角煮は脂が透き通ってテリッとなり、肉じゃがはほろっと煮崩れたときが食べごろ。肉じゃがには紅しょうがを添えて。

もやしのひげ根をとるようになった

もやしのひげ根をとるのって、地味に手間がかかりますよね。これまでは、たとえやったとしてもおざなりでした。味もないし、ただのカサ増し食材程度にしか思っていなかったから。もやしに失礼ですよね。でも、丁寧にひげ根をとり、冷水にとってパリッとさせたもやしのおいしさといったら！　きちんと下ごしらえすることでこんなにも変わるのかと、その変化をいちばん実感できた食材です。義務でやっていると、とてつもなく無駄に感じる作業も、劇的においしくなると思うと、ぜんぜん苦にならないどころか、夢中になっている自分がいます。よく使うのは炒めもので、しっかり下味をつけた牛肉と一緒にオイスター炒めに。もちろんカサ増しなんかじゃなくて、立派な主役の味わいです。

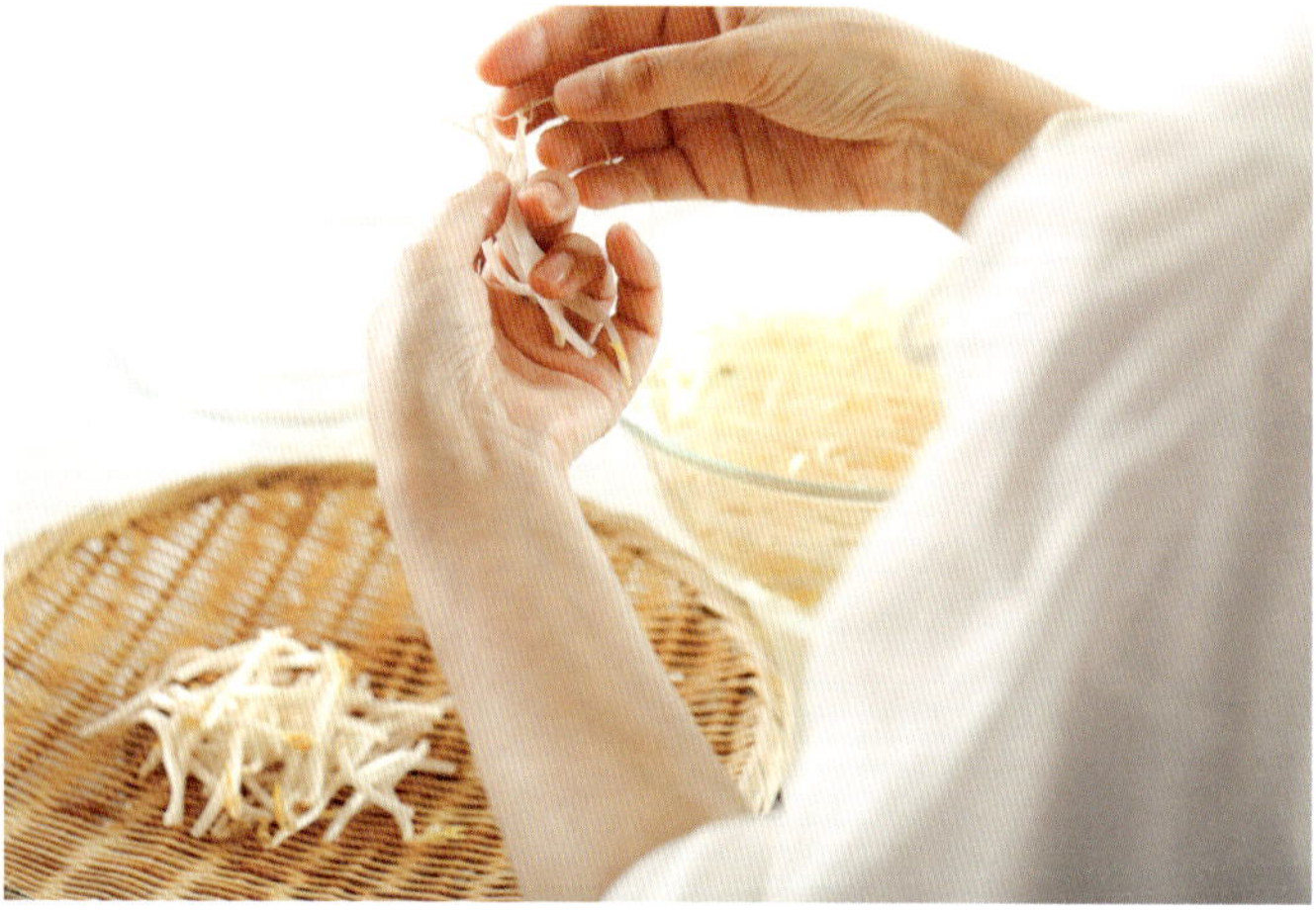

下ごしらえをしたもやしはおいしい

冷水を張ったボウルを用意して、椅子に座ってゆっくりと丁寧にひげ根をとります。時間を忘れ、無心になれるひととき。

切り方や炒め順を変えるようになった

炒めものって、炒めるだけの単純な料理なようでいて、これがなかなか難しい。炒めすぎてベチャベチャになったり、ある食材はいい感じなのに、それ以外はパサパサだったり。最近は、そのときに使う野菜の水分量を考え、すべての具材がちょうどいい火の通り加減になるよう、入れる順番を工夫して作るようになりました。いろいろ試してみると、作り方による違いも面白くて、たとえば、ときどき猛烈に食べたくなる「トマ玉豚炒め」は、具材を別々に炒めるとフォトジェニックな仕上がりになり、それぞれ火の通り方も抜群。一方、ガガガッと一気に炒め合わせると、見た目は……でも、卵液とトマトの汁が乳化して、すごくおいしい。今日はどうしようかなと、できあがりを思い浮かべて調理方法を選びます。

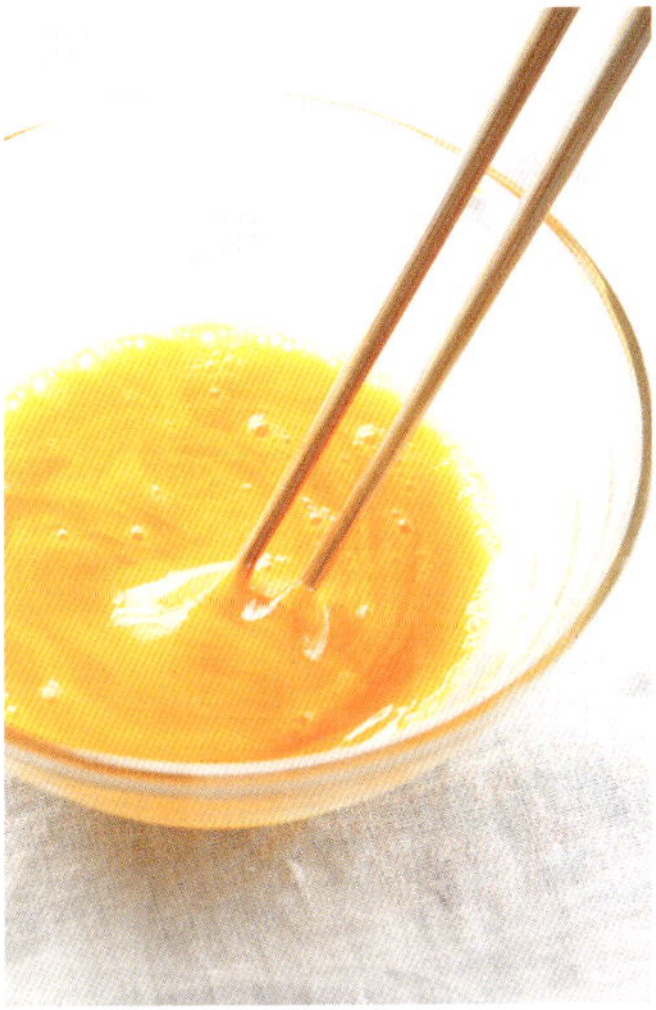

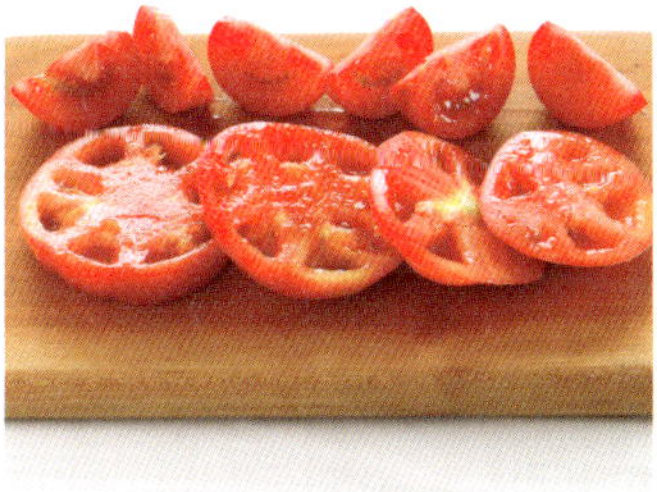

卵とトマトが味の決め手

卵は、わざと白身が残るようにざっくりと溶く場合も。均一に混ぜたときより、とろっとした仕上がりになります。

青いトマトなら、横にスライスして種をとることで酸味が和らぎ、完熟トマトなら、くし形切りで甘さが引き出されます。

薬味をアレンジするようになった

しそ・しょうが・みょうがは体に悪さをする「邪気」を払うもの、柑橘類は生命力である「気」を巡らせるもの。薬膳ではそう考えられていて、これらの薬味は、最後にレシピのバランスをとる食材としてよく使われます。旬のときにさっと添えるだけでなく、一年を通して活用したいので、酢やはちみつに漬けてアレンジするようになりました。同時に、くこの実やなつめにも、ひと手間加えて保存。刻んでたれやドレッシングに加えたり、肉や魚に下味をつけるときの砂糖代わりに使ったり、シチューやカレーのチャツネ代わりに使ったり……調味料としてなにかと重宝します。料理のバリエーションも広がりました。しょうがやみょうがが、金柑は、そのまま食べてもおいしくて。お茶うけにもいいんですよ。

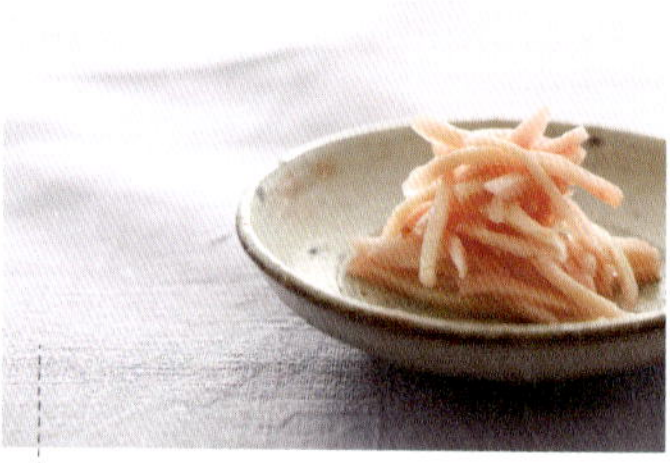

紅しょうが

【材料／作りやすい分量】

新しょうが　200g
赤梅酢　適量
塩

【作り方】

1　新しょうがはよく洗い、汚れはスプーンなどでこそげとる。水けをよくふいて塩大さじ1をまぶし、冷蔵庫で1日おく。水けをふいてざるに広げ、天日で1日干す。

2　消毒した保存容器に①を入れ、全体がかぶるまで赤梅酢を注ぐ。使うときに適宜切る。

保存　冷蔵庫で約1年

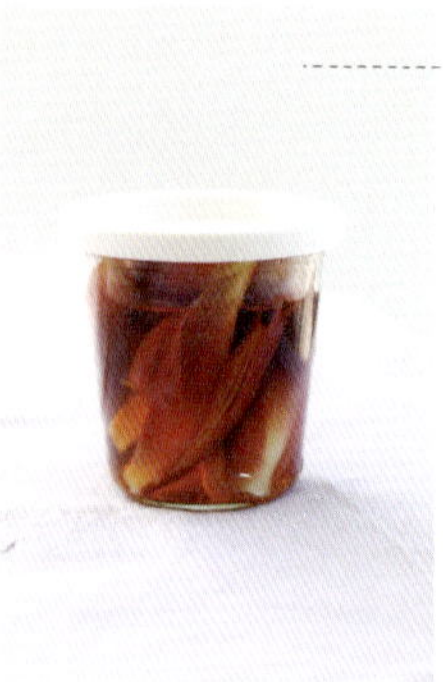

みょうがの甘酢漬け

【材料／作りやすい分量】

みょうが　300g

A
- 酢　120mℓ
- きび砂糖　50g
- みりん　30mℓ
- 塩　小さじ1/2

塩

【作り方】

1　みょうがは縦半分に切って塩小さじ1をまぶし、ざるに並べて10分ほどおく。熱湯を回しかけ、切り口を下にして水けを切り、消毒した保存容器に入れる。

2　小鍋にAを煮立てて砂糖を煮溶かし、熱いうちに①に注ぐ。

保存　冷蔵庫で約半年

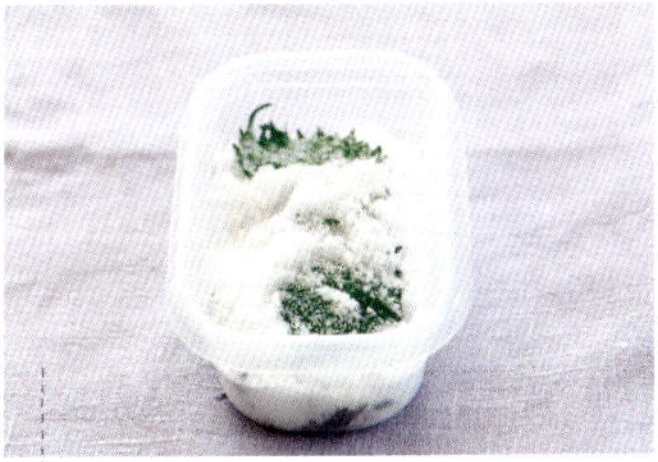

しその葉の塩漬け

【材料／作りやすい分量】
しそ・粗塩　各適量

【作り方】
1　しそは洗い、水けをよくふく。
2　消毒した保存容器に粗塩、しそ、粗塩と順に重ねる。
保存　冷蔵庫で約３カ月

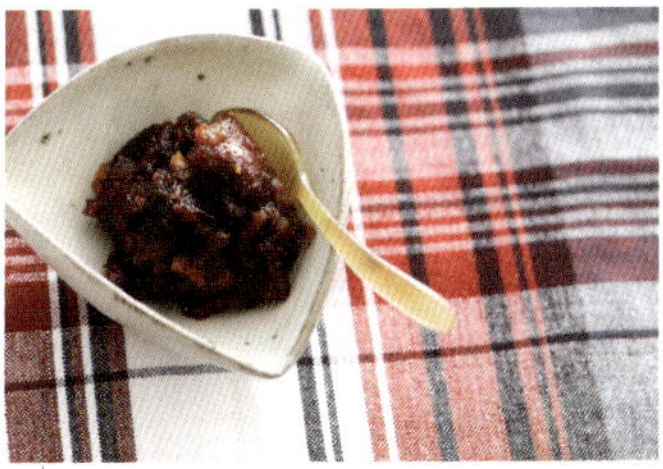

なつめジャム

【材料／作りやすい分量】
なつめ　100g
レモン汁　小さじ2
砂糖

【作り方】
1　なつめはひと晩水につけ、種をとる。
2　鍋に①、ひたひたの水、砂糖50gを入れて弱火で熱し、ペースト状になるまで練る。仕上げにレモン汁を振り入れる。
保存　冷蔵庫で約２週間

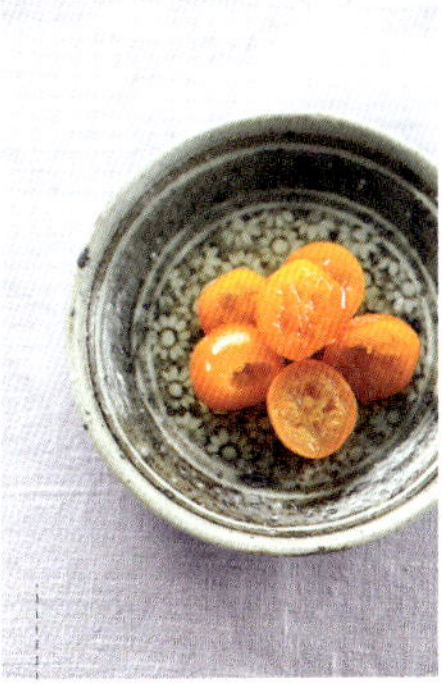

金柑のワイン煮

【材料／作りやすい分量】
金柑　300g
A［砂糖　150g
　 白ワイン　200mℓ

【作り方】
1　金柑は横半分に切り、種をとる。
2　鍋に①、Aを入れて弱火で熱し、とろりとするまで煮詰める。
保存　冷蔵庫で約１カ月

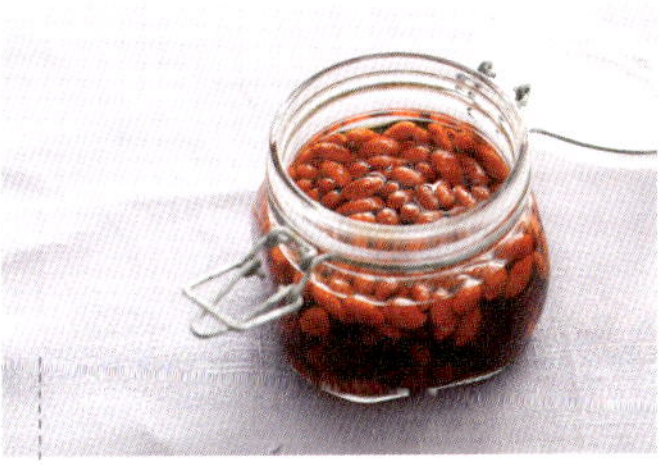

くこの実焼酎漬け

【材料／作りやすい分量】
くこの実　100g
麦焼酎　900mℓ

【作り方】
1　くこの実はざるに広げ、熱湯を回しかけて水けをよくふく。
2　消毒した保存容器に①を入れ、麦焼酎を注ぐ。
保存　常温で約１年

積極的に豆を使うようになった

豆類は、むくみをとったり、生命力のもととなる「気」を補ったり、薬膳ではよく使われる食材。また、豆にはさまざまな色のものがあるので、たとえば、青は枝豆、赤は小豆、黄は大豆、白は白豆、黒は黒豆というように、薬膳で大切にする5つの色を手軽にそろえられるのもいいところです。私はいつでも使えるようにと、時間があるときにまとめて下ゆでし、冷凍保存しています。おかゆにトッピングする、スープやみそ汁に入れる、チャーハンやオムレツの具にする、サラダに使うなど、なんにでもちょこちょこ加えてみる。豆を煮るってハードルが高いイメージですが、やってみるとじつは簡単。下ゆでなので、少々かたくても問題ないし、皮の破れなど、細かいことを気にする必要はありません。

たったひとつの料理を作ればいいのだ、と思うと……

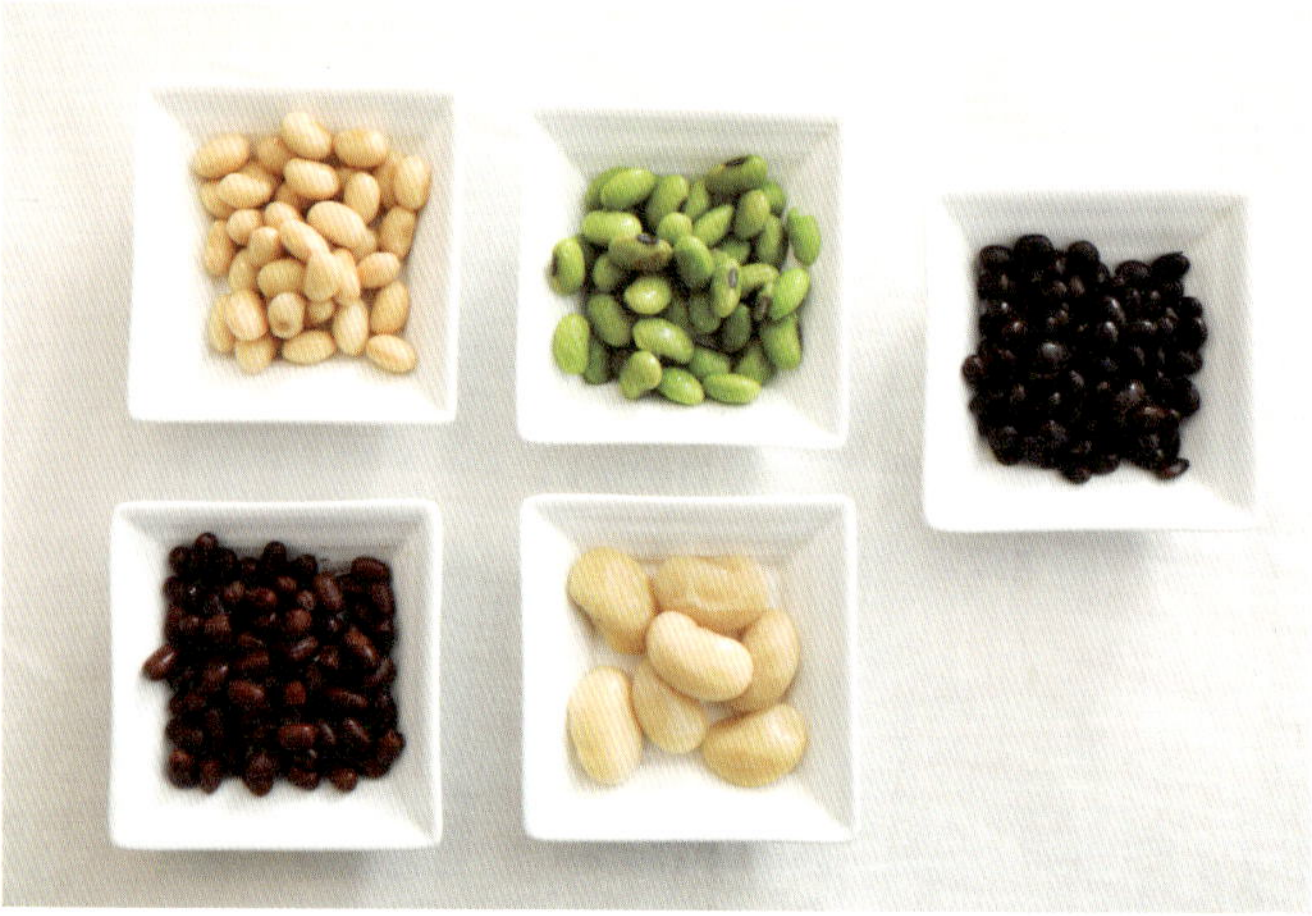

5色の豆をゆでて冷凍しておく

大豆、枝豆、黒豆、白豆、小豆の5色をゆでて、それぞれ冷凍保存。更年期以降の女性には、濃い色の豆がおすすめです。

なんでも包んで餃子にするようになった

包んでしまえばなんでもおいしくなるのが餃子。今日は餃子！と決めたら、季節の素材や残りものを自由に使ってアレンジします。たとえば、鶏肉と白きくらげにゆず皮のすりおろしを入れてさわやかな味にしたり、お刺身や練りものを入れることもあります。食べてみないと中身がわからない、なんてこともあって、家族もけっこう楽しんでいるみたい。食感もいろいろで面白いですしね。みそ汁やスープの具としても重宝するので、食材に残りものが出たら、とりあえず1個でも2個でも包んで、冷凍しておきます。だから、わが家では餃子の皮は必需品。どんな味になるのかな、と想像しながら包む時間もリラックスできるひととき。もやしのひげ根をとる作業と似ていて、無心にもなれます。

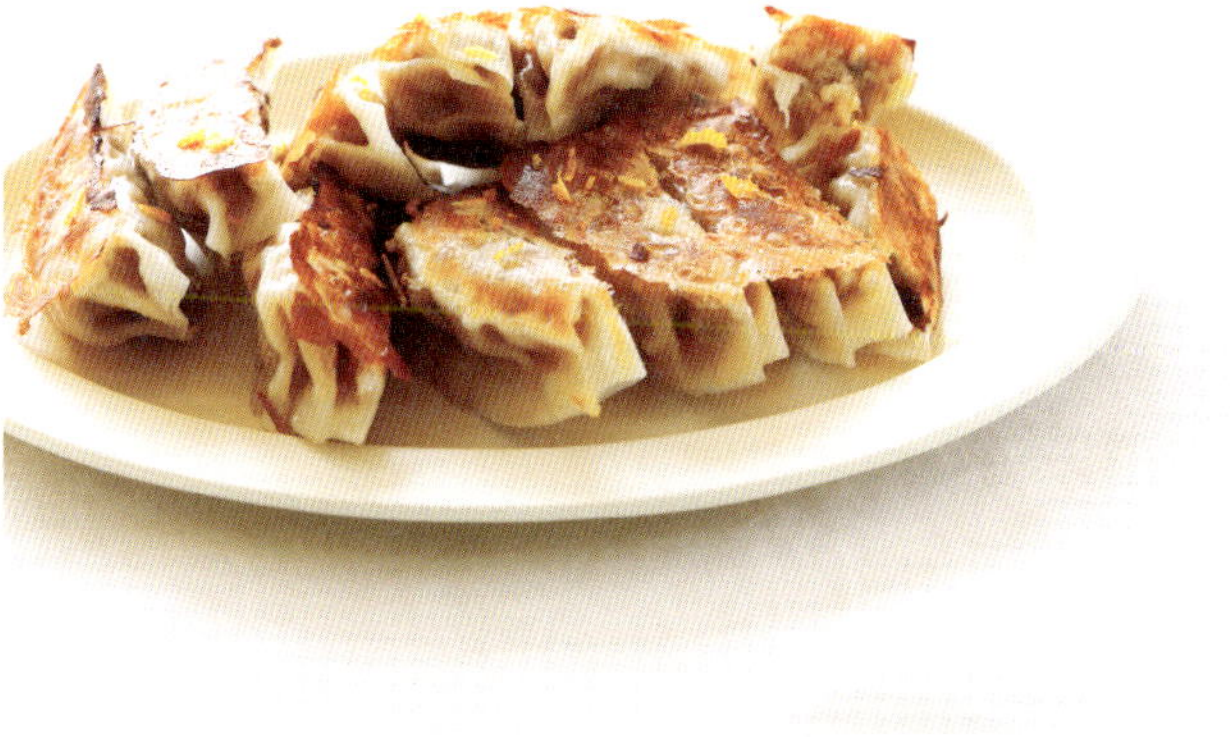

どんな残りものもおいしく変身する

大成功だったのが、夕飯に数切れ残ったイカやサーモンのお刺身。ひき肉を一緒に使えば、うまみが複雑になります。

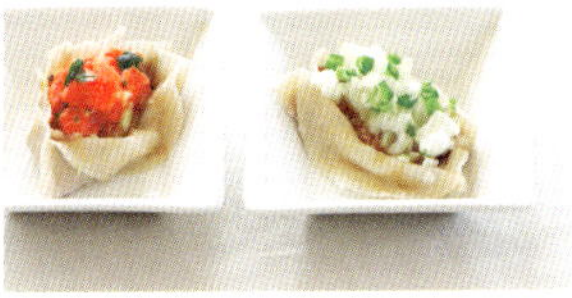

揚げものを楽しむようになった

揚げものをするときの音っていいですよね。パチパチから、だんだんと軽い音になって、上げるタイミングを教えてくれる。つくづく、料理って五感で作るものなんだな、と思います。薬膳では乾物がよく使われますが、揚げるとこれが本当に美味！　なかでも、金針菜はシャクシャクとした食感がたまりません。ころもは薄くして、さっと揚げます。最近は生の金針菜も手に入りますが、一年じゅう使える乾物が便利でおすすめ。生命力を高めてバランスを整えてくれるうえ、血をつくり、便秘にも効果あり、というスーパー食材です。ただし、薬膳では、揚げものの油は体内の水の流れに影響すると考えられているので、食べすぎは禁物。量や頻度を意識して、楽しくおいしくいただきましょう。

たったひとつの料理を作ればいいのだ、と思うと……

乾物を揚げると食感が面白い

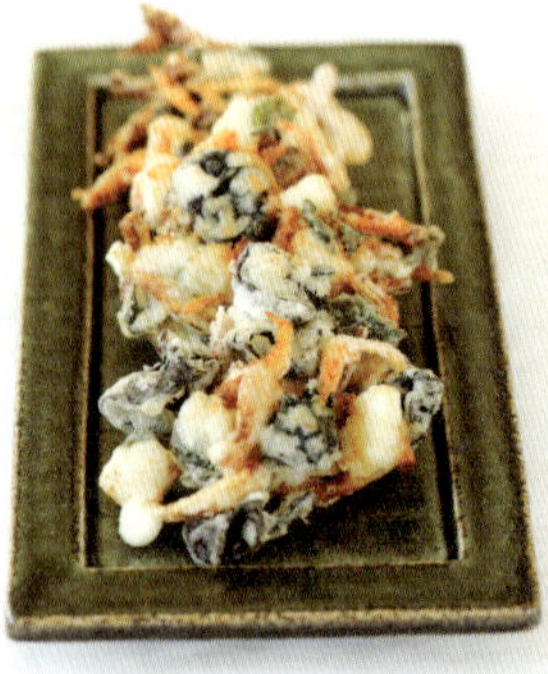

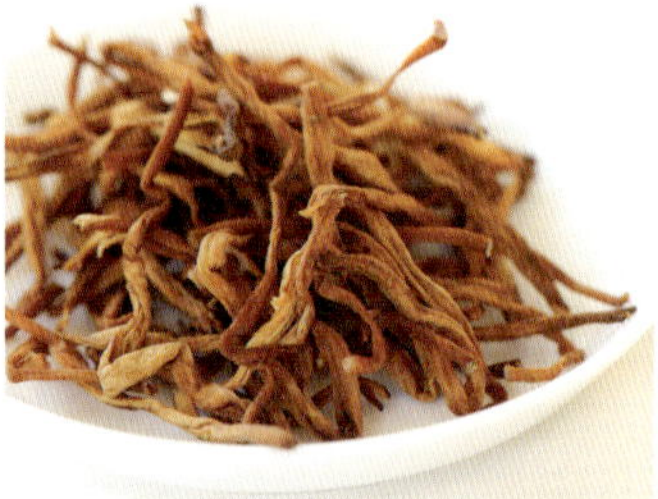

金針菜ときくらげのかき揚げ

【材料／作りやすい分量】

金針菜（乾燥）　10g
きくらげ　3g
桜エビ（乾燥）　20g
イカ（刺身用）　50g
しそ　5～6枚
A［小麦粉　70g
　 冷水　100mℓ
小麦粉・揚げ油

【作り方】

1　金針菜は水で戻し、根元のかたい部分を切り、3cm長さに切る。きくらげは水で戻してひと口大に切り、熱湯で1分下ゆでし、水けをしっかり絞る。イカとしそは1cm角に切る。

2　ボウルに①と桜エビを入れて小麦粉10gを全体にまぶし、4等分する。

3　Aを混ぜ合わせてころもを作り、4等分して②とさっくり合わせ、180℃の揚げ油でからりと揚げる。

自分で魚をさばきたくなった

魚をさばける人って、かっこいいですよね。私もどうしてもできるようになりたくて、ひまをみては料理教室に通っています。大きな魚になるとまだ自分ひとりではできないし、なかなか上達はしないけれど、イカ、アジ、イワシくらいなら、なんとかなるようになりました。アジは三枚におろしてムニエルに、イワシは開いてパン粉焼きなどにしています。イカも自分でさばくと肝まで使えるので、濃厚な肝炒めを作れるのがうれしいところ。自分でさばくようになって、料理の幅がぐっと広がった気がします。そして、切り身を買っていたころより、魚の形も色も食感も、素材ごとの違いがより感じられて面白いですね。それに、愛着がわくというか、いっそう大切にいただこうという気持ちにもなります。

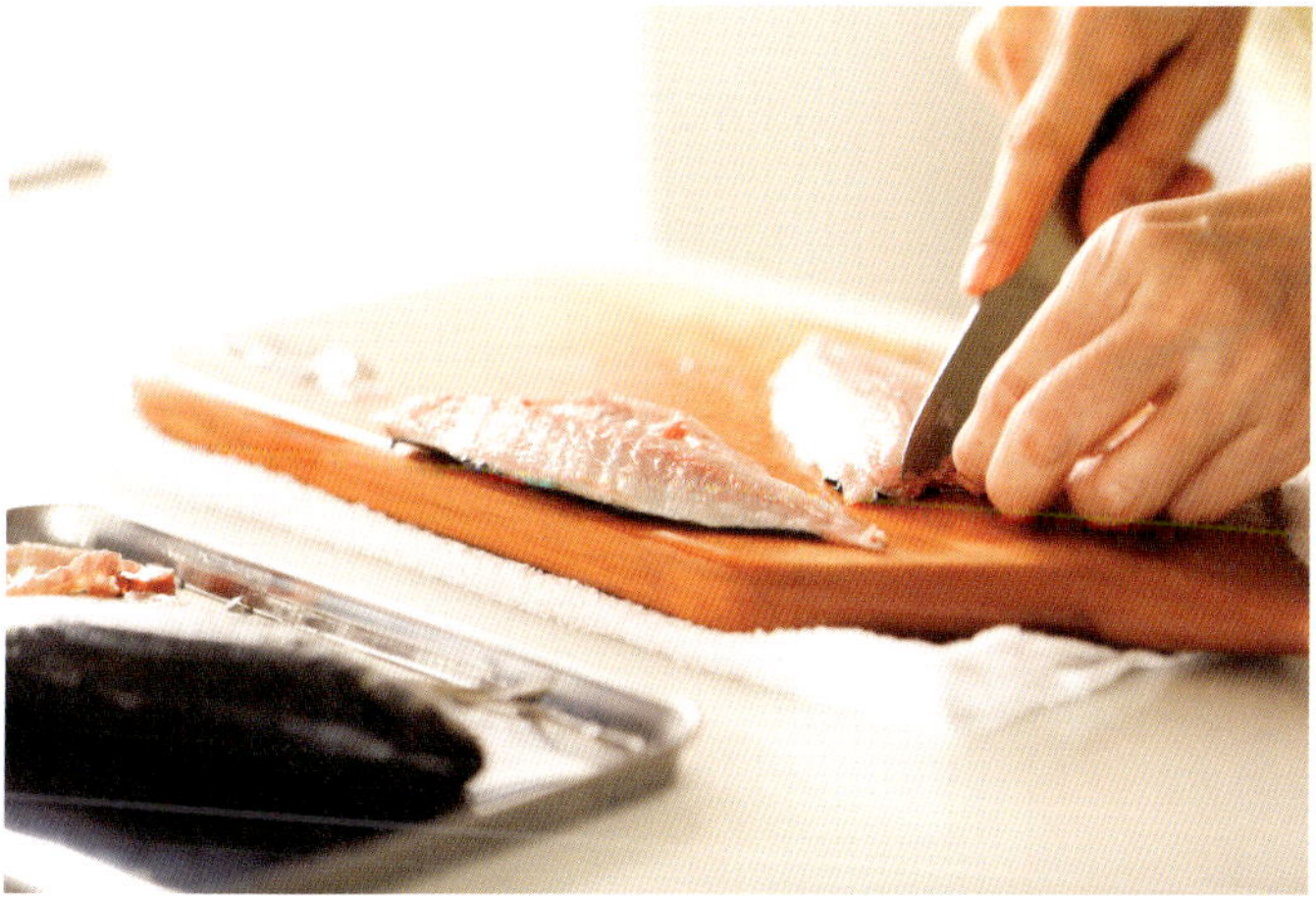

アジとイワシは体を温める優秀食材

さばけるようになったアジとイワシは、体を温める「温性」の食材。冷えに悩むことの多い女性には、心強い魚です。

シンプルになっていく調味料

気づけばひとつひとつと減っていき
残ったのは
素材の味を引き出す基本的なものだけ。

若いころは、変わったものや話題の調味料が気になって、つい、あれもこれもと……。やたらと凝った料理を作ろうとして、その一度しか使わないものも多かったし、キッチンには調味料があふれていました。

ところが、薬膳を勉強し、一汁一菜と出会い、素材そのものの味を大切に味わうようになってみると、「さしすせそ」の基本調味料と、いくつかの香辛料さえあれば、こと足りるとわかってきたのです。そのぶん、いいもの、自分が納得するものを使うようになりました。

特にこだわっているのが、ごま油とオリーブオイル。料理に抜群のうまみと香りを添えてくれるので、絶対にケチっちゃいけないぞと、少々高くても好みに合うものを。それから塩は、食材そのもののうまみを引き出してくれる、まろやかな味のものを選んでいます。

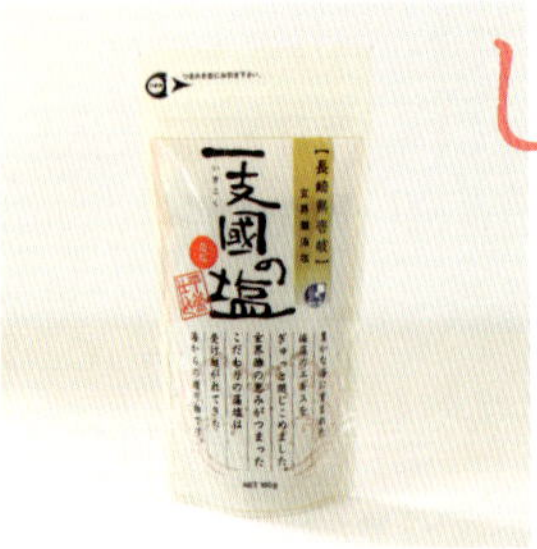

一支國（いきこく）の塩｜なかはら

「角のない、まろやかな藻塩。『マグロ資源サミット』に参加するために壱岐島を訪れたとき、お土産で買ったらとてもおいしかったので、それ以来ずっとお取り寄せしています」●周囲を海に囲まれた玄界灘に浮かぶ美しい島・長崎県壱岐島の海水を100％使用。昔ながらの平釜で手間ひまかけてじっくりと煮詰めた藻塩には、ミネラルを含んだ海藻エキスがギュッと閉じ込められている。160g ¥756　0120-611-401

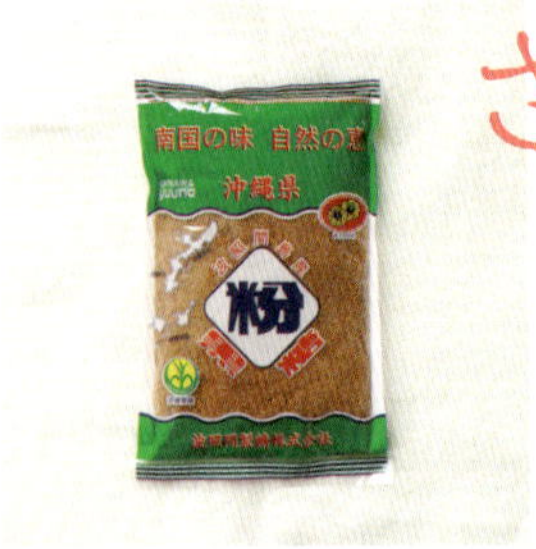

波照間島の粉末黒糖｜ゆうな物産

「雑味がなく、香りと風味豊かな、やさしい味の黒砂糖。目の細かい粉末なので溶けやすく、料理にとても使い勝手がいいんです」●刈り取ってから24時間以内の新鮮なさとうきびの蜜をそのまま濃縮した、かちわりタイプの黒砂糖を粉末に。人が住む島としては日本最南端にある波照間島で、降りそそぐ太陽の光をいっぱいに受けて育ったさとうきびから作られる、まさに大地の恵み。250g ¥350　☎098-892-5004

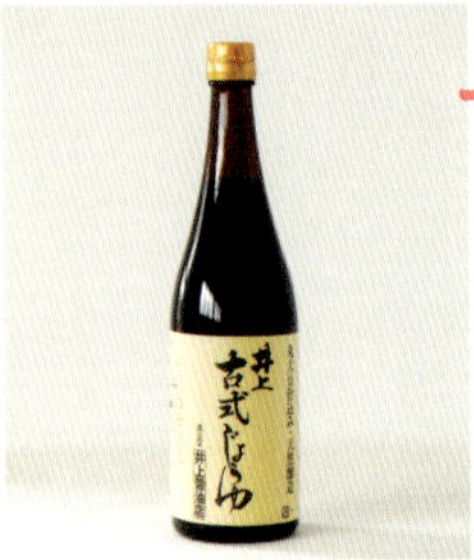

井上 古式じょうゆ｜井上醤油店

「一般的な濃口しょうゆより、大豆を2割増しで仕込んだというしょうゆ。まろやかでさっぱりとしたうまみがあり、調理に、つけしょうゆに、毎日使っています」●島根産を中心に、安心・安全な国産の大豆と小麦粉を使用して造られる。もろみの加温や酵母添加による醸造促進をすることなく、できるだけ人を介さない、自然にゆだねた天然醸造。伝統的な醸しのワザが光る、体にやさしいしょうゆ。720mℓ ¥918　http://shop.inoue-shoyu.jp

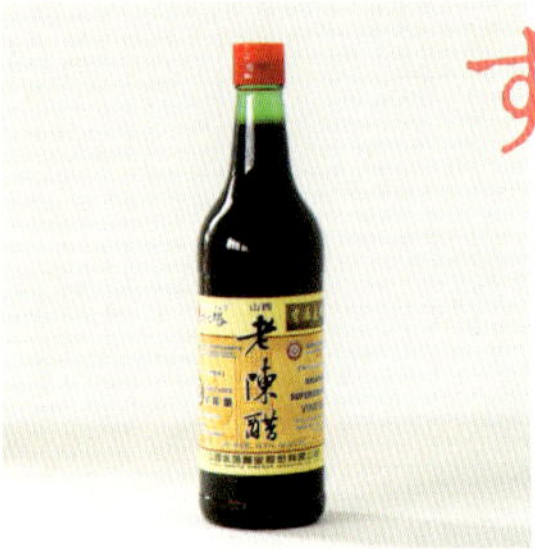

山西老陳酢｜水塔

「高粱・大麦・えんどう豆で作られた山西省の黒酢で、薬膳学校の先生にすすめられて使い始めました。味はコクがあってまろやか。餃子にスープに、なんにでもよく合います」●アルコールを添加せず、昔から変わらない「陳醸」と呼ばれる手法を用いてカメの中でじっくりと3年以上熟成。まろやかな酸味と香ばしいあと味が特徴。点心のたれや、クセがないので幅広い料理に使える。500mℓ ¥497　https://item.rakuten.co.jp/supesyaru/a10091

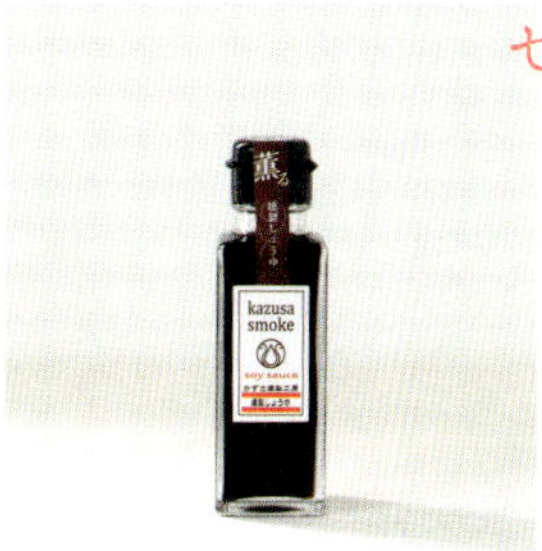

燻製しょうゆ｜かずさスモーク

「かけるだけで燻製になるので、最初食べたときは本当にびっくりしました。煮ものの風味づけに使うのもおすすめで、味がキリッと締まります」●文化元年（1804年）に創業された自家醸造の老舗である「大髙醤油」の伝統的な関東仕込みしょうゆを、最新技術によって桜チップでじっくりと燻製。刺身、豆腐、納豆や卵など、いつもの食材の新しいおいしさに出会える、魔法の調味料。100㎖ ¥1,080　http://kazusa-smoke.com

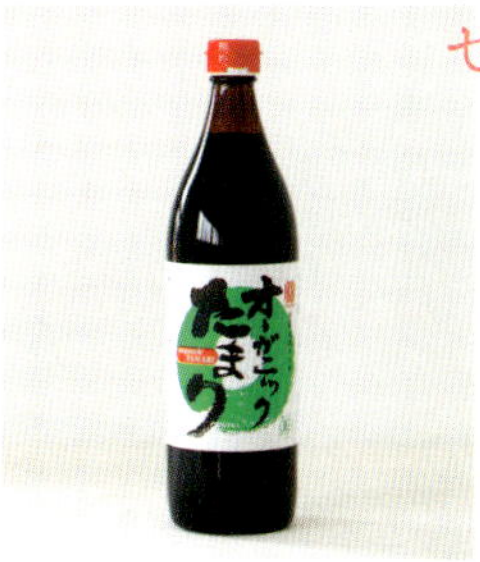

オーガニックたまり｜丸又商店

「煮魚や牛丼、角煮に欠かせないおしょうゆ。テリッとおいしそうに仕上がります」●たまりとは、豆みそ文化が根づく東海地方や九州で愛されてきた、うまみが強く、風味も色も濃厚なしょうゆ。愛知県は知多半島にて、文政12年(1829年）創業の丸又商店のオーガニックたまりは、小麦をいっさい使用せず、有機栽培の大豆だけを使用。小麦アレルギーでも安心して使える。木桶を使った伝統製法は、今も健在。900㎖ ¥1,382　http://www.marumata.com

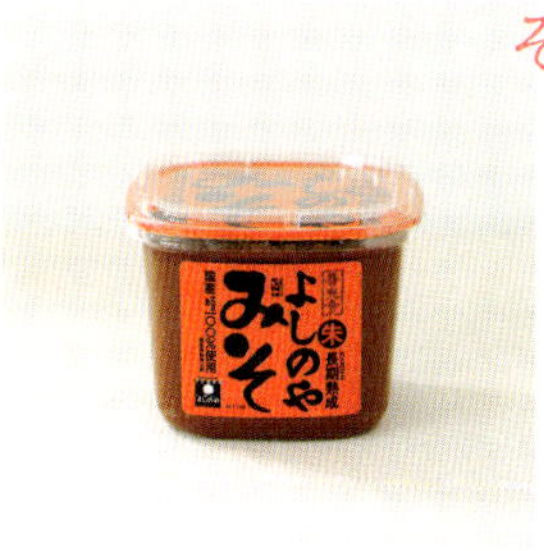

よしのや善光寺みそ
長期熟成 朱｜よしのや

「みそ汁に使うことが多いんですが、溶けも香りもよくて、毎日飲んでも飽きない味です」●通常より高い米こうじの割合で、6カ月以上熟成。豊かな香りと米こうじ由来のうまみ、その余韻が残る、なめらかな舌触りの信州みそ。よしのやは、善光寺大本願に隣接する西之門町に、酒とみその蔵を構える江戸時代創業の老舗。1kg ¥1,512　http://www.nishinomon-yoshinoya.com

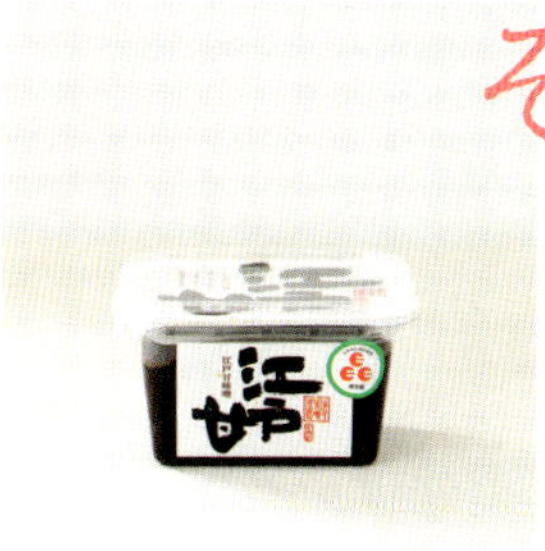

江戸甘味噌｜あぶまた味噌

「京の白い甘みそとは違った、赤色の甘みそ。味が濃厚なので、みそ漬けに使ったり、みそ煮に使ったり。料理がいつもよりこっくりと仕上がります」●徳川家康の命により、三河の八丁みそのうまみと京都の白みその甘さを兼ね備えるものとして開発されたと伝えられる甘みそ。徳川300年の昔から江戸庶民に愛好されてきた米みそのとろりとした独特の甘さは、たっぷりと使用した米こうじの自然な甘さによるもの。300g ¥389　http://abumata.com

トマトソース

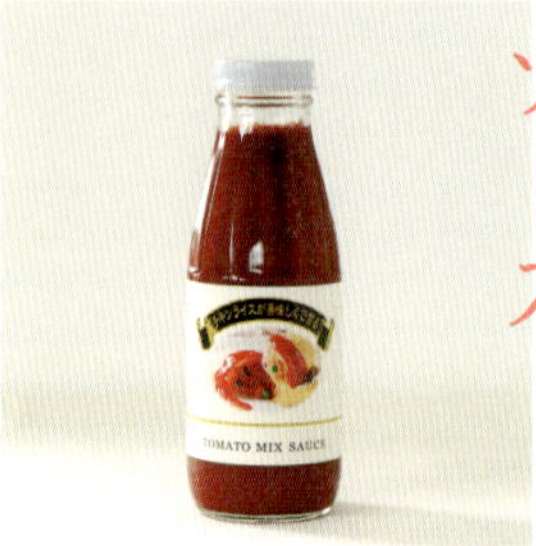

チキンライスが美味しくできるトマトミックスソース｜井上醬油店

「まろやかな酸味の無添加ソースで、チキンライスはもちろん、トマト料理全般に活躍してくれます」●井上醬油店は奥出雲で約150年の歴史を誇る、老舗しょうゆ店。その店が惚れ込んだ佐賀県産玉ねぎの玉ねぎ酢、トマトを原料に、井上丸大豆しょうゆで味を調えた、やさしいうまみのトマトソース。パスタソースや卵料理など、幅広く活用できる。390㎖ ¥572　http://shop.inoue-shoyu.jp

みりん

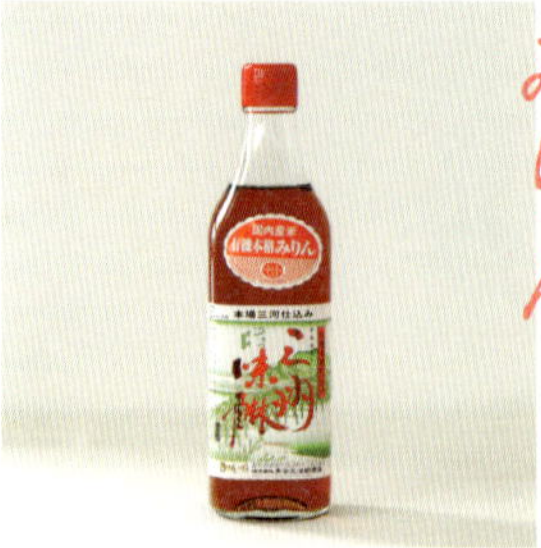

有機三州味醂｜角谷文治郎商店

「うまみと甘みが濃くて、とてもまろやか。江戸時代、みりんは女性でも楽しめる甘口の高級酒として人気だったそうですが、本当にそのまま飲んでもいいほどおいしいんです」●有機もち米・有機米こうじ・有機米焼酎を原料に、「米一升・みりん一升」という伝統的な醸造法で造られている。国際的な有機認定を受けた本みりんは、米の自然な甘さとうまみを感じる、香り豊かな味わい。500㎖ ¥1,123　http://www.mikawamirin.com

オイル

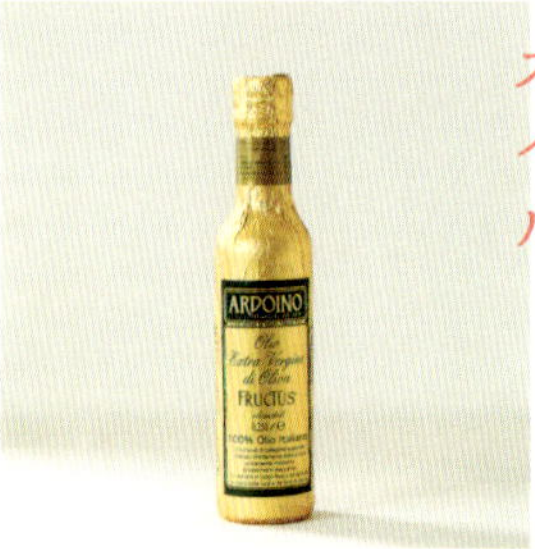

エクストラヴァージンオリーブオイル「フルクトゥス」｜アルドイノ社

「フルーティでくせがないので、みそ汁にかけてもおいしくいただけます」●高品質で世界じゅうに知られる、イタリア・リグーリア州のオリーブオイル。創業は1870年。不純物を取り除く際にフィルターは使わず、自然沈殿で分離した上澄みのみをビンに詰めている。〝フルクトゥス〟の名は、あと味がフルーティであるという特徴に由来する。250㎖ ¥1,620　http://www.foodliner.co.jp（フードライナー）

オイル

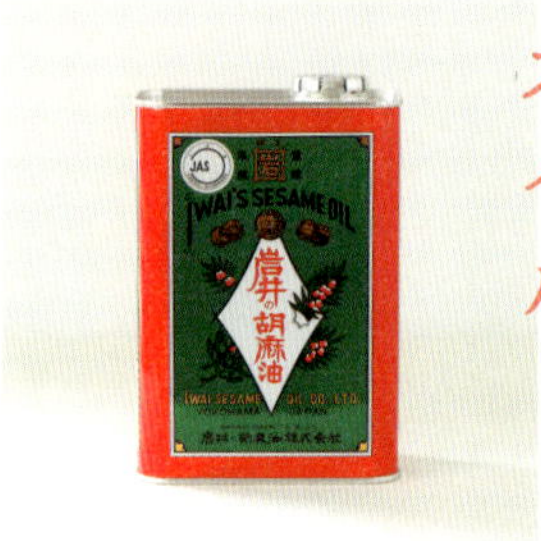

金岩井純正胡麻油 青缶｜岩井の胡麻油

「銀座の天ぷら屋さんから教わったごま油。揚げものをしてもへたらない、腰のある油で、香りは強いのにしつこくなく、さらりとしています」●創業は安政4年（1857年）。焙煎や圧搾など、伝統的に培われた技術で搾油された薄口の純正ごま油。揚げものはもちろん、料理の風味づけやドレッシングにも。大正博覧会での金賞受賞を記念して作られたという、レトロで美しいラベルデザインが特徴。800g ¥1,728　http://www.iwainogomaabura.co.jp

だし

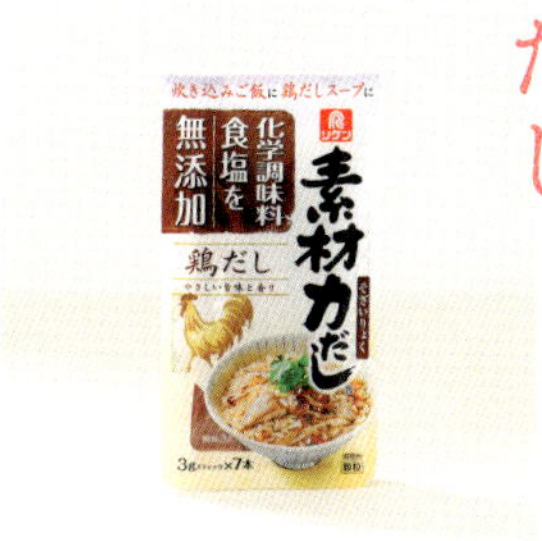

素材力だし® 鶏だし｜理研ビタミン

「鶏だしをおいしくとるのは難しいので、いつもこちらを活用しています。市販品はちょっと強すぎると感じることが多いなかで、食塩無添加の、やわらかい味がお気に入りです」●独自開発したシーズニングオイルで、香ばしい鶏の風味を再現。鶏肉のうまみ、鶏がらのコクを丸ごと凝縮した、化学調味料・食塩無添加の顆粒鶏だし。和食、中華、洋食と、料理を選ばず使える。21g（3gスティックタイプ×7本）¥216　http://www.rikenvitamin.jp

米

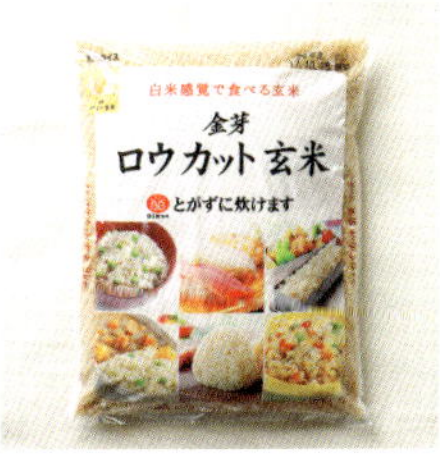

金芽ロウカット玄米｜東洋ライス

「白米と同様に炊けるので簡単。消化もよくて食べやすい玄米です」●表面にあるかたくて防水性の高い「ロウ層」を、新技術で均等にカットした玄米。玄米の豊富な栄養はそのままに、カロリーと糖質はオフ、白米のようなふっくらとした食感を実現している。オープン価格。http://www.toyo-rice.jp/genmai/

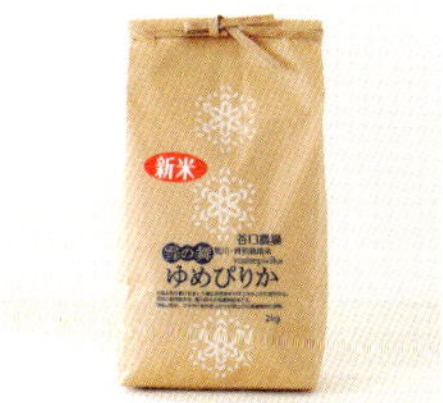

谷口農場の米｜谷口農場

「愛用しているのは、北海道のゆめぴりか。つやつやで甘いんです」●北海道有数の稲作地帯である旭川・上川盆地。その肥沃な土地で、自家製堆肥を使ったこだわりの土と、大雪山系のミネラルいっぱいの伏流水で育った味のある米。低農薬栽培だから安心・安全。2kg ¥1,131　http://taniguchifarm.co.jp/product

「朝おかゆ」が調子いい

毎朝はできないから
週に1回まとめて作って
冷凍保存しておく。

眠りから覚めたばかりの体は、まだまだ準備段階。せっかく始動したエンジンを冷やさないように、薬膳では冷たいものは避け、温かいものをいただくほうがよいとされています。私の場合は、おかゆ。消化がよく胃腸に負担をかけないので、スロースターターの私には、ちょうどいい朝食。立ち上る湯気も、やさしく私を起こしてくれます。

おかゆというと、日本では病気のときに食べるイメージですが、中国や台湾、韓国など、アジアの国々では朝がゆ文化が根づいていますよね。薬膳的な考えをもとにしているのでしょうか、理にかなった食文化だなあと思います。

とはいえ、毎朝作るのは大変なので、まとめて作って1食分ずつ小分け冷凍しています。凍ったまま小さな土鍋に移してほどよく加熱すれば、手軽に食べることができます。

まずは シンプルなおかゆを

おかゆもごはんと同じく、「洗い米」の方法で丁寧にといだお米を使って、だいたい週に1回のペースで炊いています。とろりとするまで土鍋でことこと炊いたおかゆは、ごはんよりさらに甘くて、いっそうやさしい味わい。口に運ぶたびに少しずつじんわりと温まって、体の中からゆっくり目覚めていく感じがします。基本は白米だけのシンプルなおかゆですが、季節や体調によって、雑穀や豆を加えてアレンジしています。たとえば、むくみが気になったり湿気の多いときには、はと麦を。暑い夏にはそばの実を、寒い冬や潤い不足が気になるときには黒米を、そして春には玄米を。それぞれ味わいはもとより、ぷくぷくだったり、プチプチだったり、食感が変化するのも楽しみのひとつです。

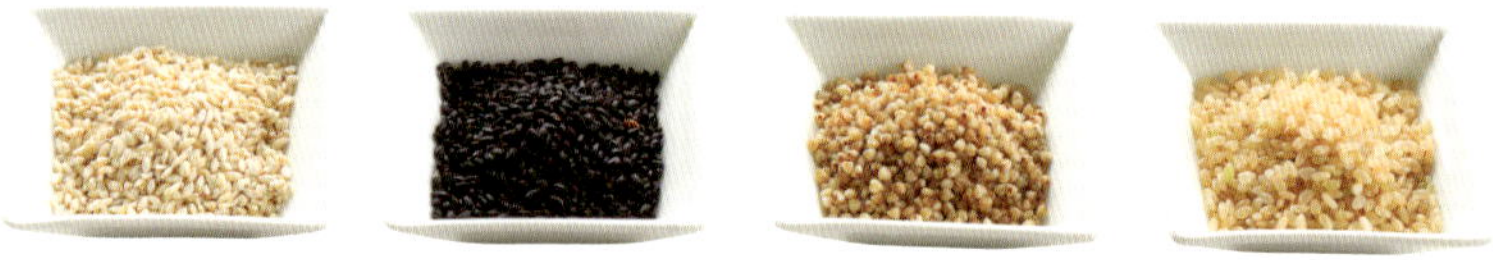

＋　玄米　＋　黒米　＋　そばの実　＋　はと麦

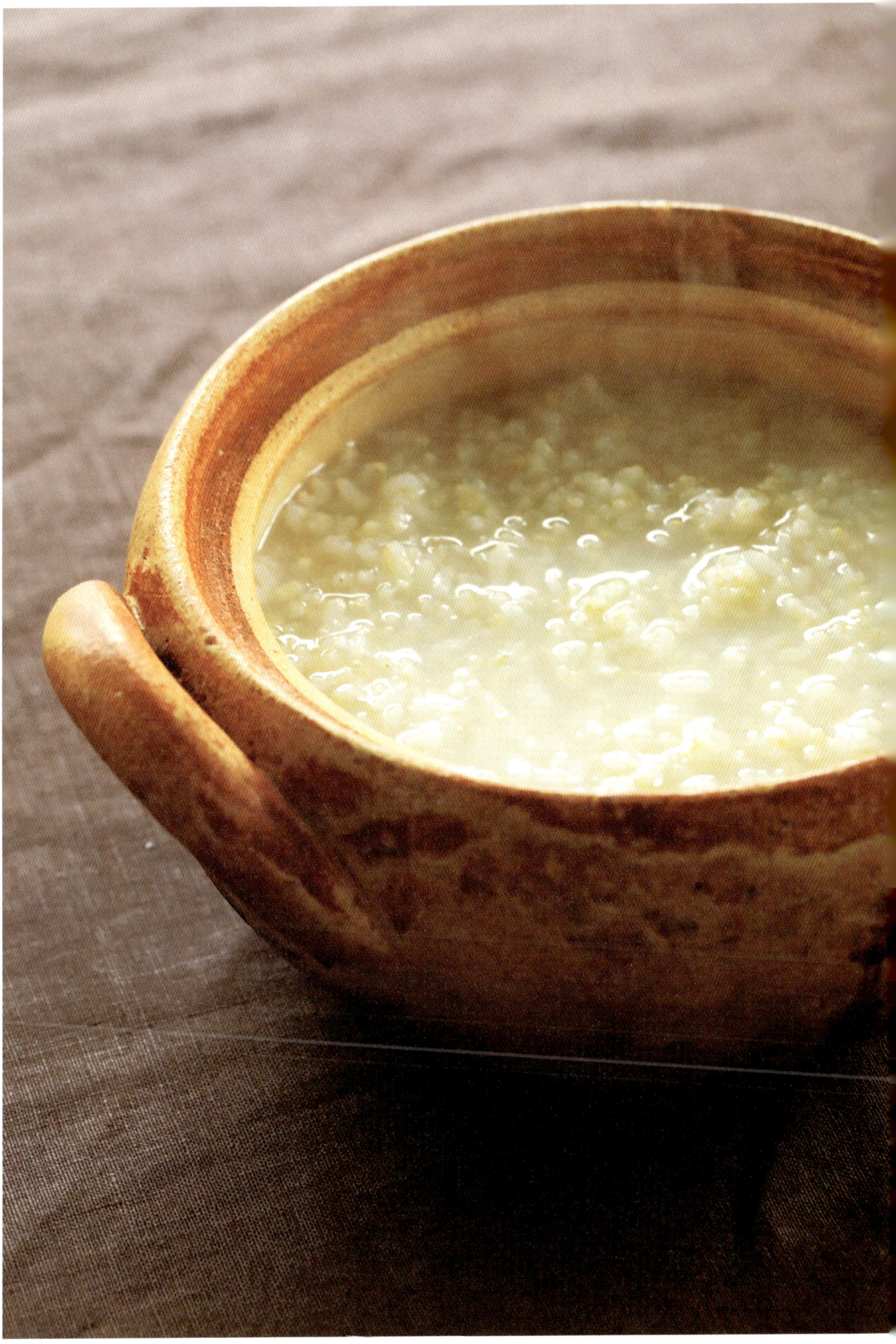

トッピングは小分け冷凍した甘辛煮

おかゆのトッピングは、ふだんのおかずの食材からちょっともらって作りおきしたもの。たとえば、肉や魚を少しだけとり分けて作ったそぼろや、だしがらになった昆布や干ししいたけを細かく刻んで甘辛く煮つけた佃煮などなど。ときには、たくさん作って冷凍しておくこともあります。あらかじめ小分けにしておけば、温かいおかゆにのせるだけで、解凍の手間もいりませんしね。

ほかにも、らっきょう（P45）だったり、しょうがやみょうがの酢漬け（P76）、冷凍しておいた豆（P78）、薬膳ふりかけ（P123）、パクチーや三つ葉や青ねぎなど、バリエーションはとにかくたくさん。今日は何をのせようかな?なんて考えるのも楽しくて、毎朝おかゆでもぜんぜん飽きません。

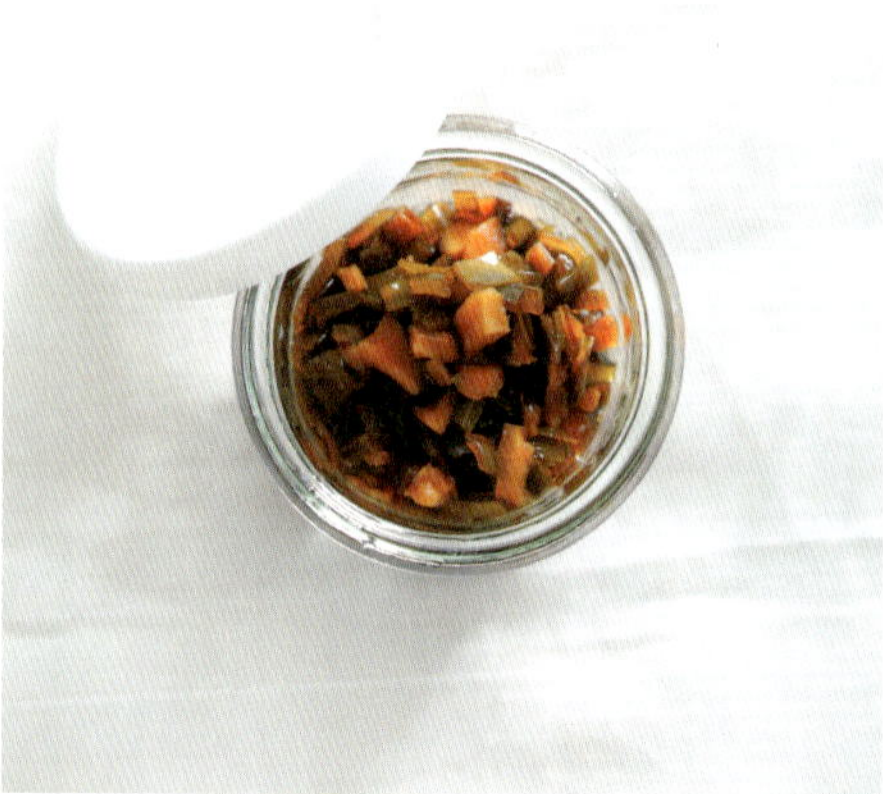

＋　佃煮

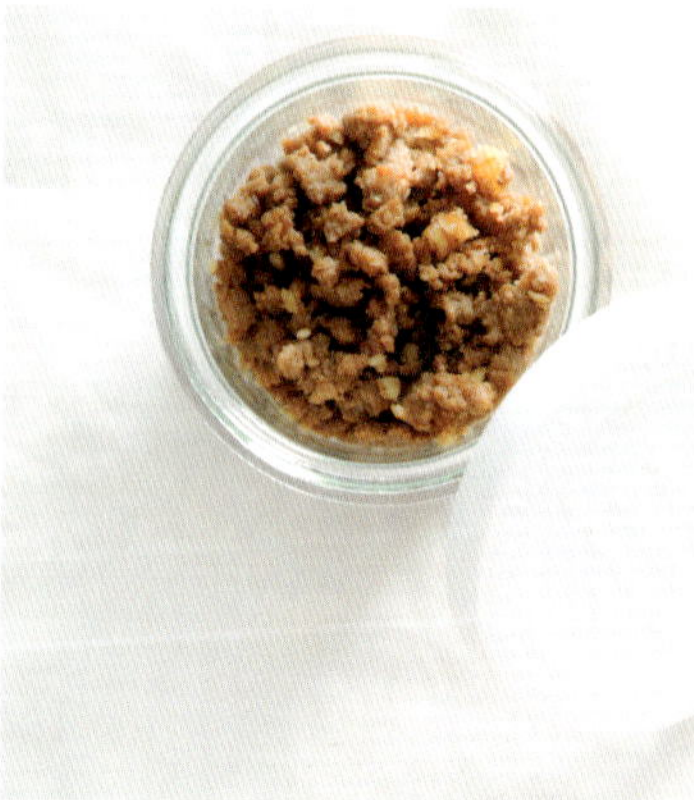

＋　そぼろ

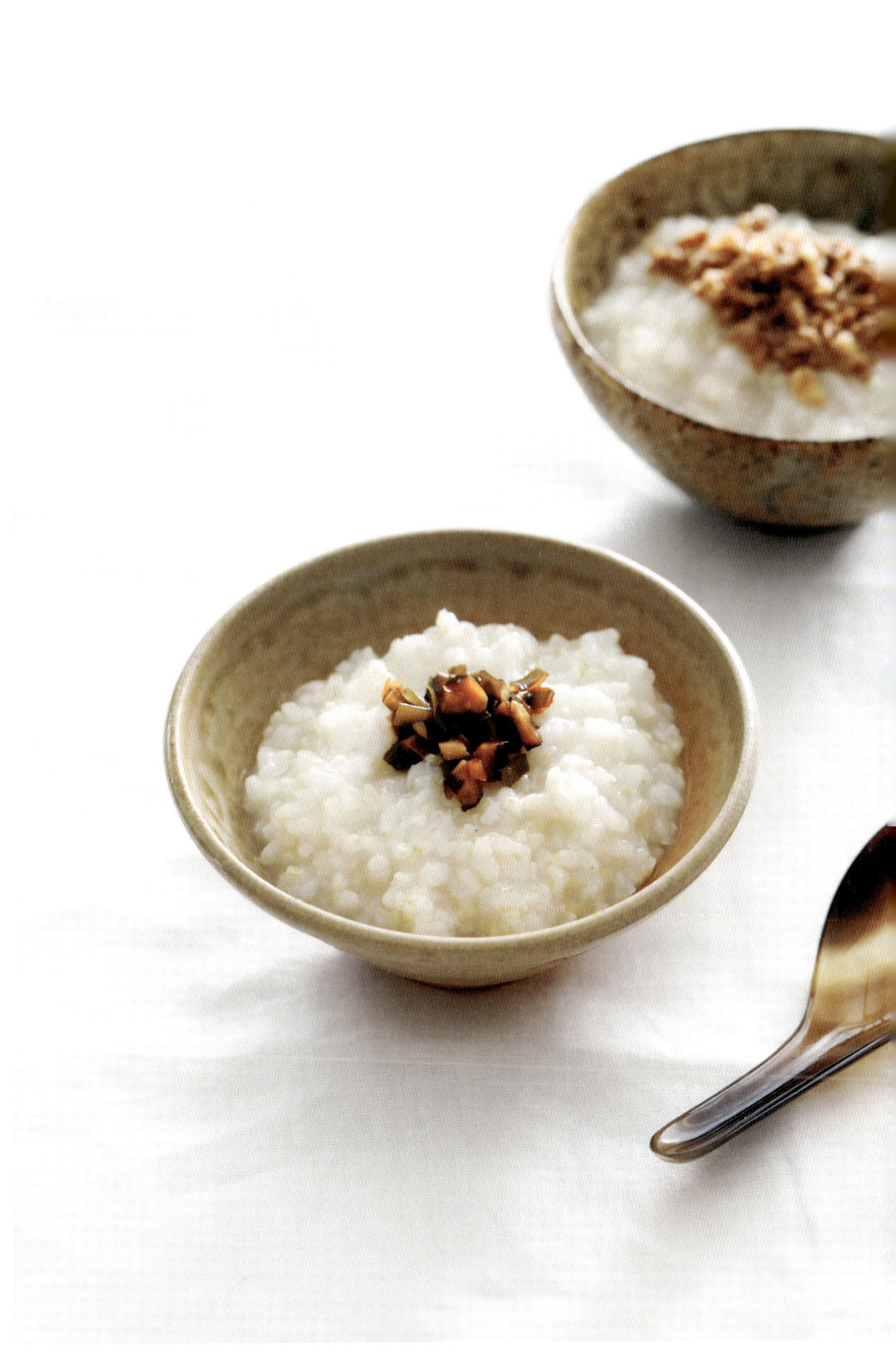

土鍋で、ことこと

具材がほっくりと仕上がって
おかわりするときに
まだ温かいのが、このうえない幸せ。

土鍋がいいのは、具材にゆっくりと火が入るところ。煮しまらず、ほっくり、やわらかく仕上がります。冷めるのもゆっくりなので、おかわりするときにまだ温かいのも、うれしくて。

土鍋というと、一般的には冬の鍋料理のイメージですが、わが家では季節を問わず登場します。以前は、時短ができて道具まかせにできる圧力鍋を活用していましたが、今ではほとんど使わなくなりました。便利さも大事だけれど、おいしくなっていく過程を見届けたい今の私にとっては、途中で鍋の中をのぞけないのは弱点だったりして。

土鍋が好きすぎて、これは煮込み用、これはみそ汁用、これはおかゆ用と、大きさや形の違うものを、つい、いろいろ買ってしまいます。土鍋のおかげで、料理する楽しみも間違いなく広がっていると思います。

「煮込み」「アクとり」で心が落ち着く

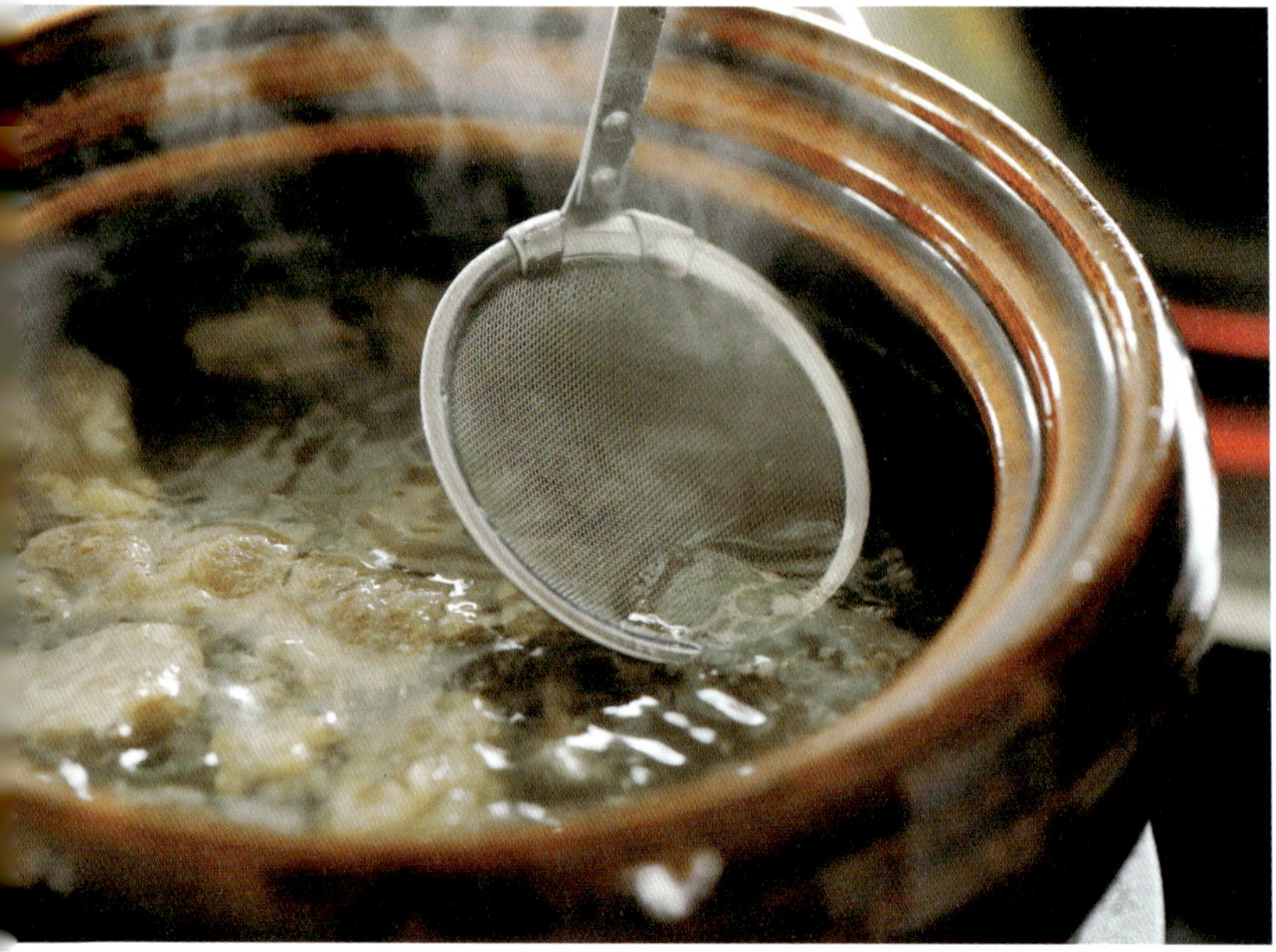

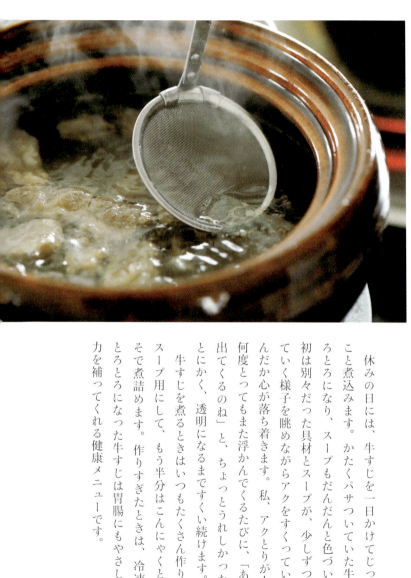

休みの日には、牛すじを一日かけてじっくりことこと煮込みます。かたくパサついていた牛すじがとろとろになり、スープもだんだんと色づいて——最初は別々だった具材とスープが、少しずつ溶け合っていく様子を眺めながらアクをすくっていると、なんだか心が落ち着きます。私、アクとりが大好きで、何度とってもまた浮かんでくるたびに、「あら、まだ出てくるのね」と、ちょっとうれしかったりして。とにかく、透明になるまですくい続けます。

牛すじを煮るときはいつもたくさん作り、半分はスープ用にして、もう半分はこんにゃくと一緒にみそで煮詰めます。作りすぎたときは、冷凍保存も。とろとろになった牛すじは胃腸にもやさしく、生命力を補ってくれる健康メニューです。

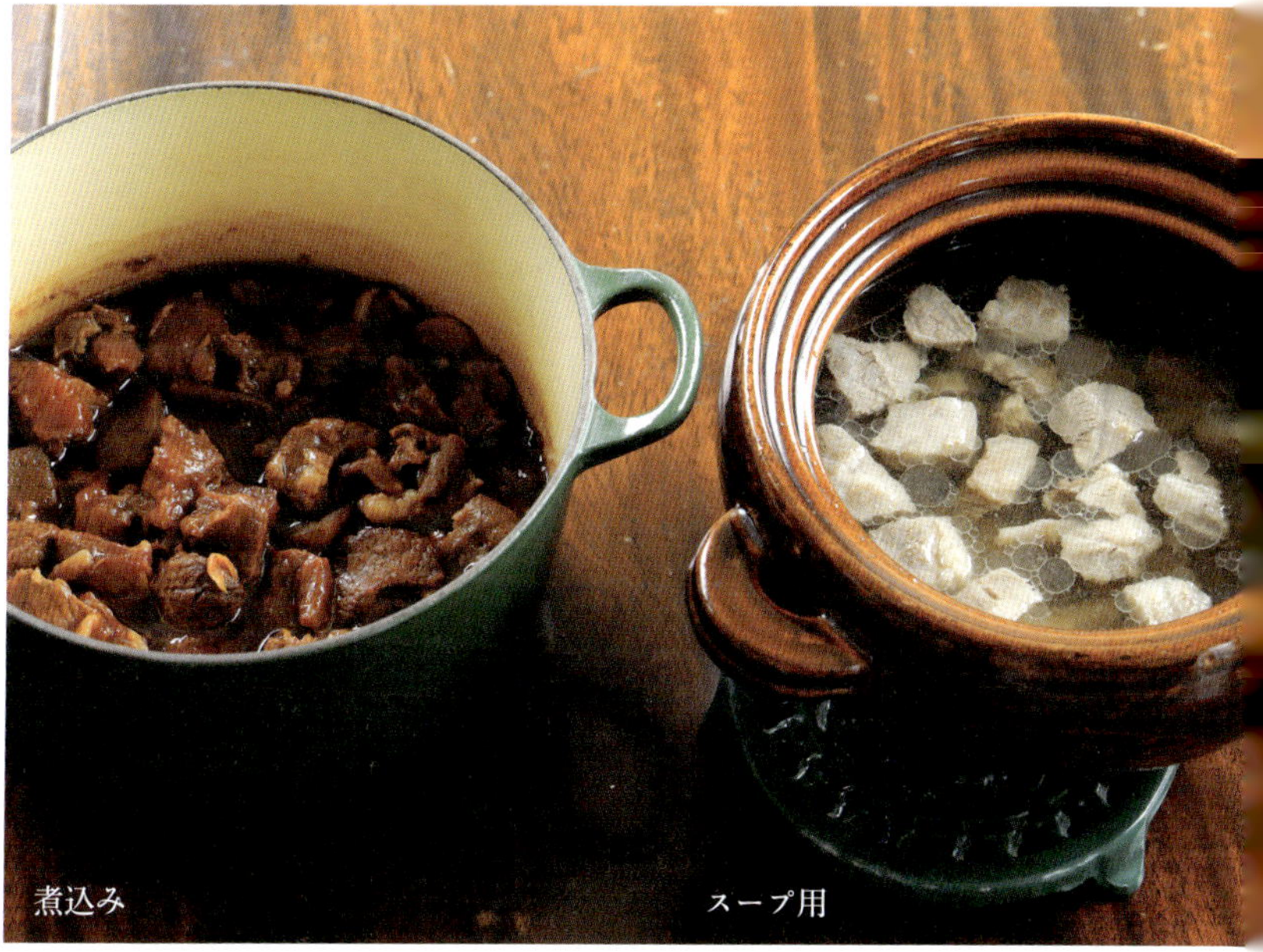

牛すじの煮込み

【材料／作りやすい分量】

牛すじ肉　400g
こんにゃく　1枚
長ねぎ　1/2本
しょうが　2かけ
みそ　大さじ1
七味唐辛子　適量
砂糖・酒・しょうゆ

【作り方】

1　牛すじ肉は食べやすい大きさに切る。たっぷりの湯で1時間、アクをとりながら下ゆでする。

2　こんにゃくは5㎜厚さに切り、砂糖大さじ2をもみ込み、よく洗ってざるに上げる。長ねぎは斜め薄切り、しょうがはせん切りにする。

3　鍋に①、こんにゃく、しょうが、酒大さじ4、砂糖大さじ3を入れてひたひたの水を加え、弱火で1時間煮込む。しょうゆ大さじ4を加えてさらに45分ほど煮込み、長ねぎとみそを加え、15分煮込む。器に盛り、七味唐辛子を振る。

「土鍋みそ汁」で温まる

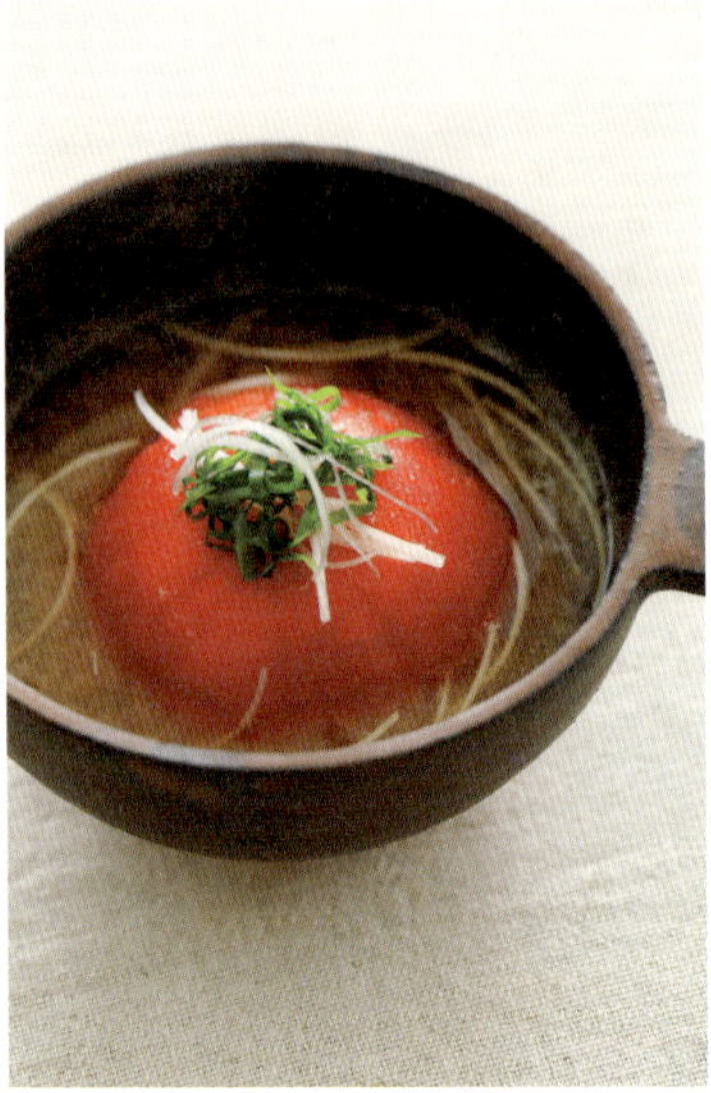

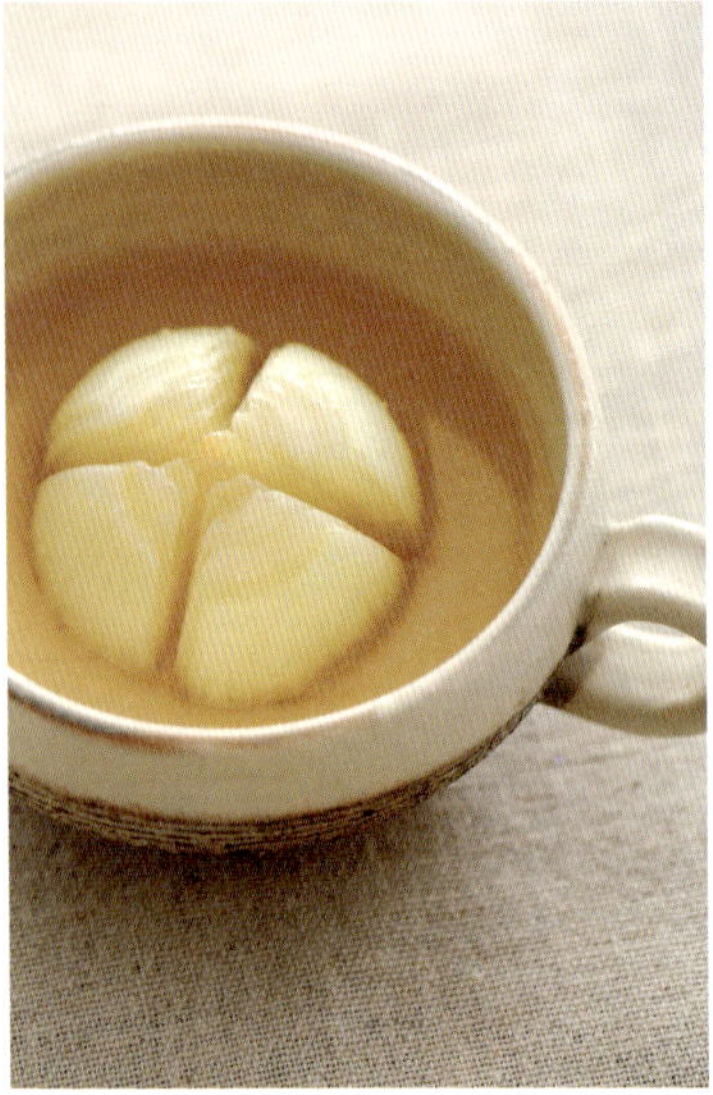

トマトまるごとみそ汁

トマトは体にこもった熱を冷まし、胃腸の働きを高めるとされていて、梅雨どきや夏に食べたい食材。ただし、体を冷やしすぎるのはよくないので、温かいおみそ汁でいただきます。トマトは湯むきをしてからだしで煮て、火が通ったらみそを溶き入れます。季節の薬味であるしその葉と、長ねぎをせん切りにしてトッピング。トマトのほどよい酸味、だしとみそのうまみが溶け合い、さらにしその葉の清涼感も加わって、とても華やかな味わいになります。

玉ねぎまるごとみそ汁

玉ねぎには、鬱々とした気をはらしてくれる力があるので、リフレッシュしたいときにもおすすめのおみそ汁です。中まで火が均一に入るように、玉ねぎは十字に切り込みを入れておきます。やわらかくなるまで弱火でじっくり、ことこと。その間に特有の辛みがとれ、やさしい甘みが出てきます。そして、やわらかくなった玉ねぎは絶品。そう、このやわらかさは土鍋ならではなのです。仕上げにみそを溶き入れますが、この甘さには白みそがよく合いますよ。

じゃがいもとベーコンのみそ汁

じゃがいもは胃の働きを高めるといわれる食材。食べすぎや胃が重いなど、ちょっとした不調を感じたときにいただきます。じゃがいもがほっくりと仕上がるのも、土鍋ならでは。脂と合うので、相棒にはベーコンを選びました。まずは細切りにしたベーコンをじっくりと炒めてうまみを出したら、じゃがいもを入れてだしを注ぎ、やわらかくなるまで弱火で煮込みます。仕上げにみそを溶き入れ、バターをのせれば、コクのあるおみそ汁の完成です。

けんちん汁

火の通りにくい根菜類も、土鍋ならやわらかくてほっくり！　豆腐や油揚げ、長ねぎ、白きくらげと一緒に、干ししいたけの戻し汁でゆっくりと奥深い味に煮込みます。最後にしょうゆと塩で味を調えたら、すり鉢ですった白ごまとくるみを加えます。このけんちん汁は、血をつくるといわれるものが多い根菜、潤いを補ってくれる豆腐、白きくらげ、白ごま、くるみ、そのすべてを一度にいただける、女性にうれしい汁もの。積極的に登場させたい料理です。

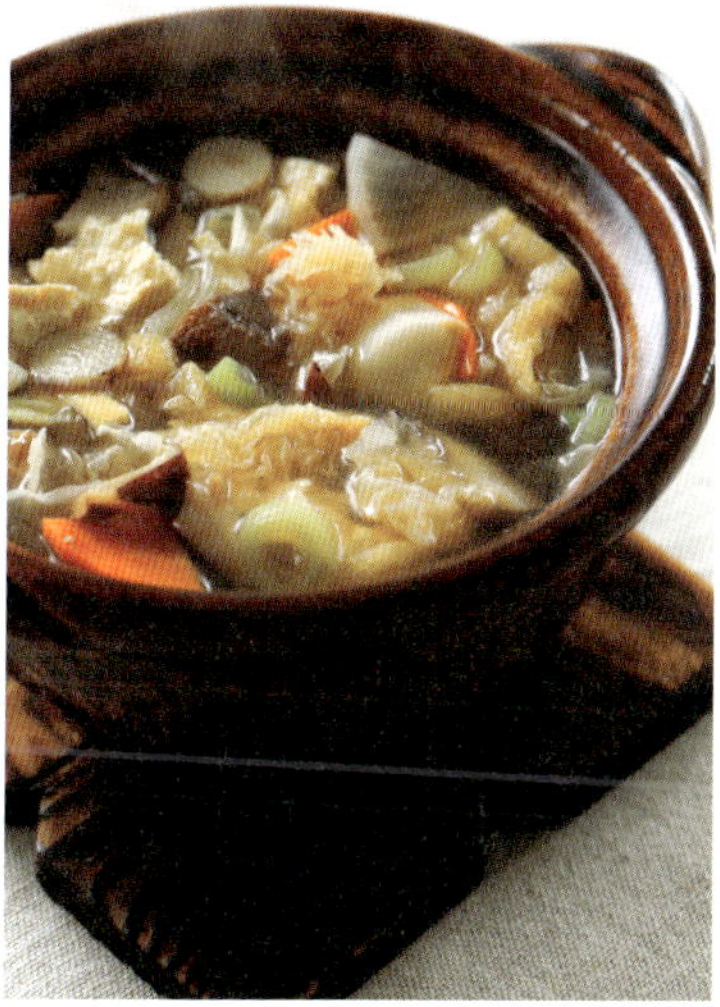

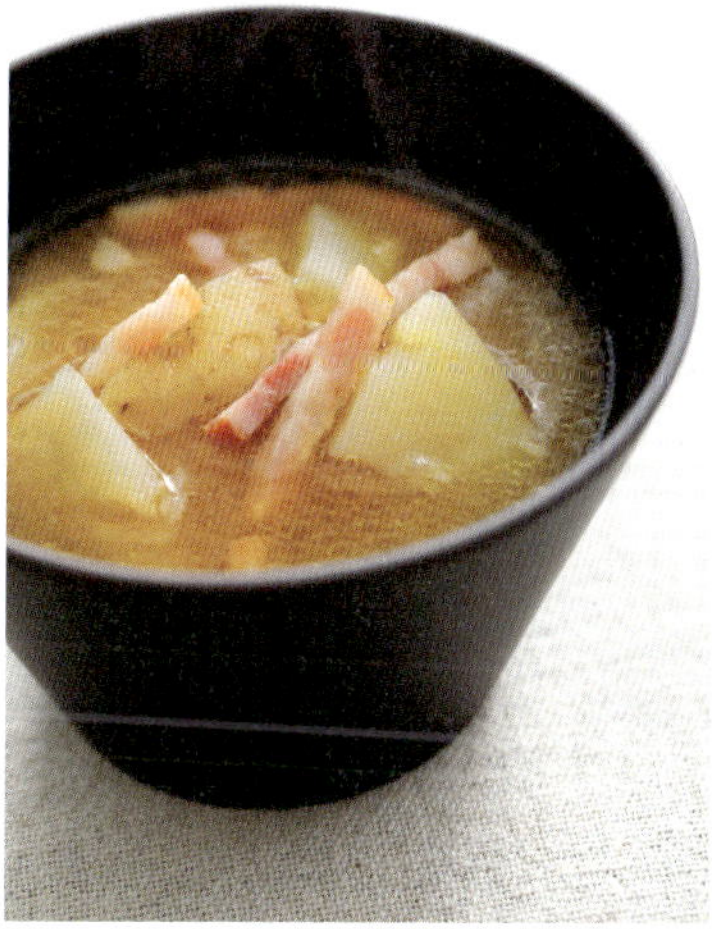

お気に入りの薬膳道具

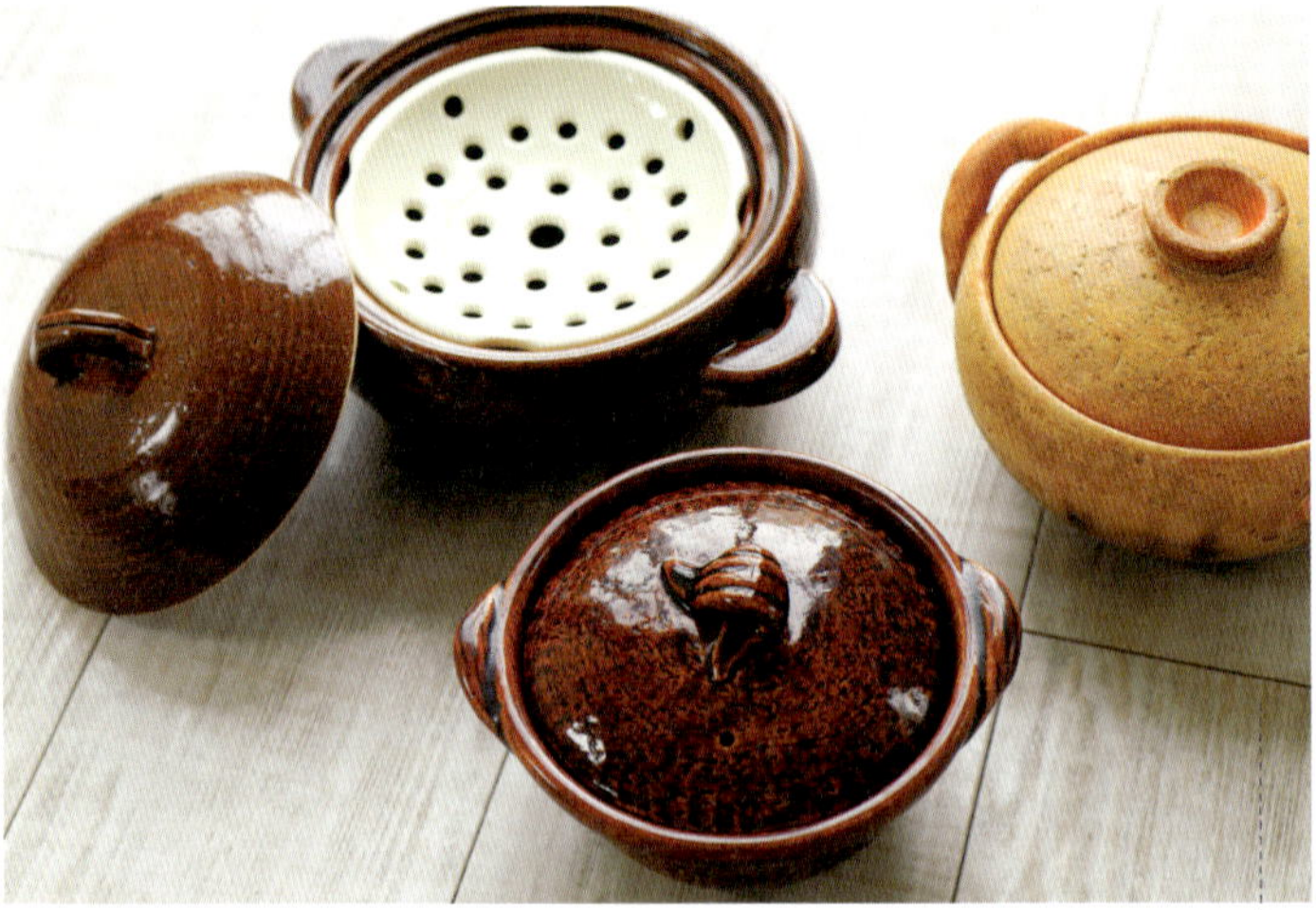

土鍋いろいろ

深さのあるタイプ、蒸し鍋になるもの、底が平らで浅いものなど、持っている土鍋は数え切れないほど。だいたいインスピレーションで選びますが、伊賀焼が多いですね。大きさも形も豊富で、耐火度が高いところも気に入っています。

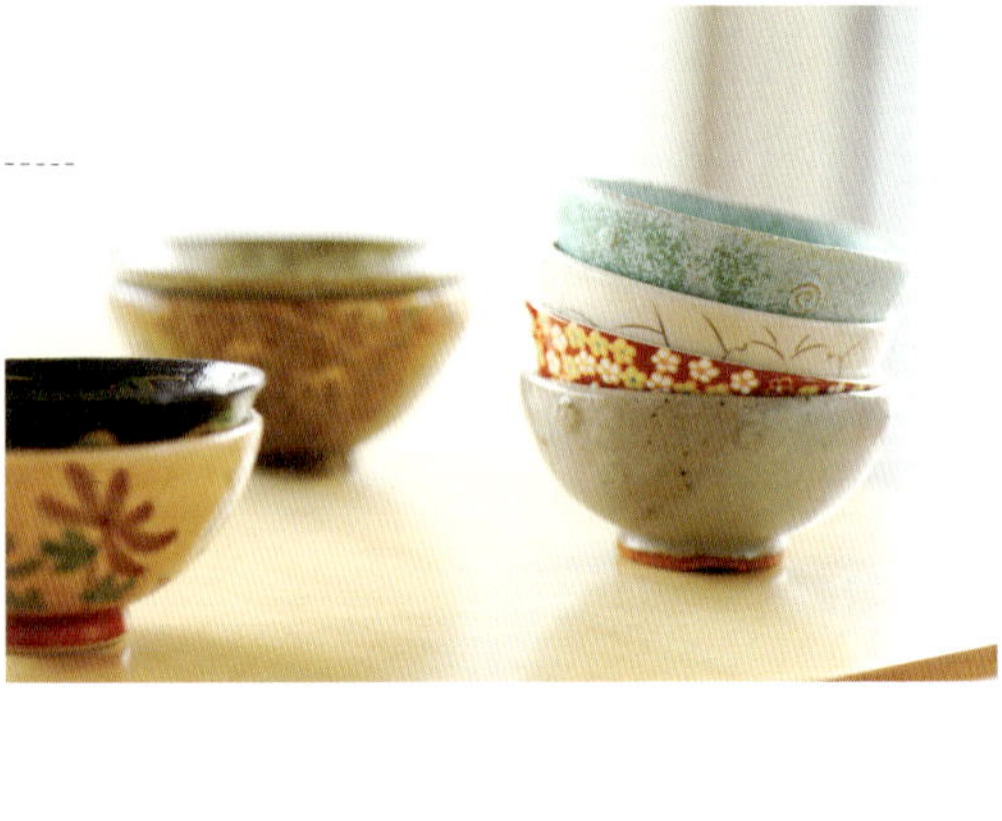

小ぶり茶碗

ごはんは食べすぎないように、茶碗は小ぶりのものを選んでいます。入れものが大きいと〝少ない感〟が出て悲しいけれど、小さければ視覚的に満足できますよね。手のひらにおさまるサイズを見つけると、ついつい手が伸びてしまいます。

土ものの器

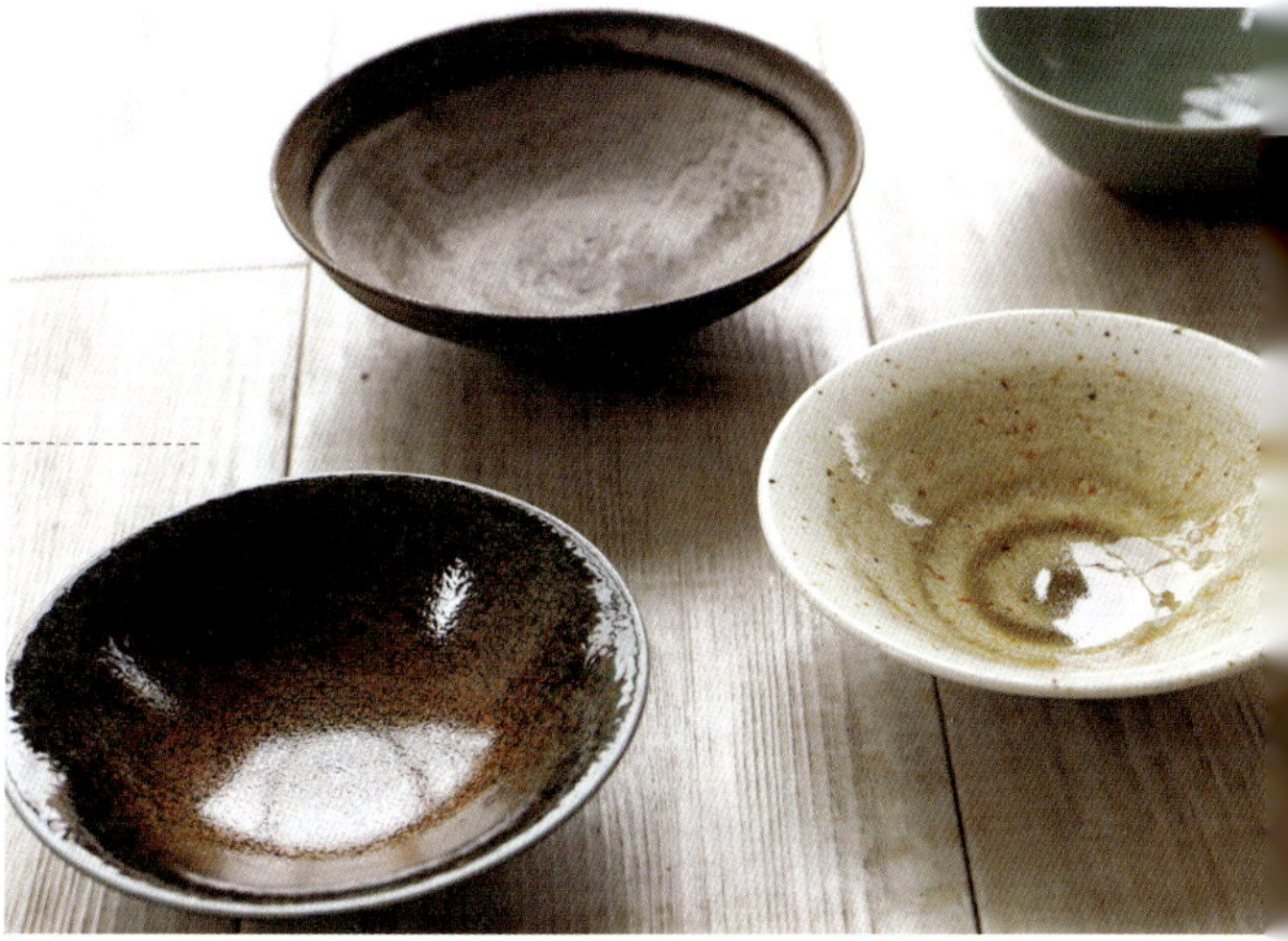

以前はとにかく数を集めていたけれど、今は気に入った作家さんのものをひとつずつ買い求めるようになりました。料理の種類を選ばず、どんな料理も温かく包み込んで素敵に見せてくれる――土もの特有の懐ろの深さが大好きです。

マイボトル

せっかく食事に気をつかっているのを、外出時に台無しにしたくない！と、マイボトルに薬膳茶を入れて持ち歩くようになりました。今日の仕事は長丁場だな、と思ったら容量の大きいものを。外出時間の長さに合わせて選んでいます。

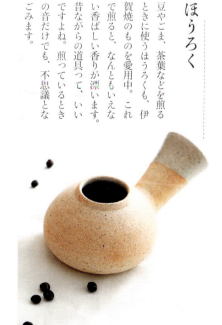

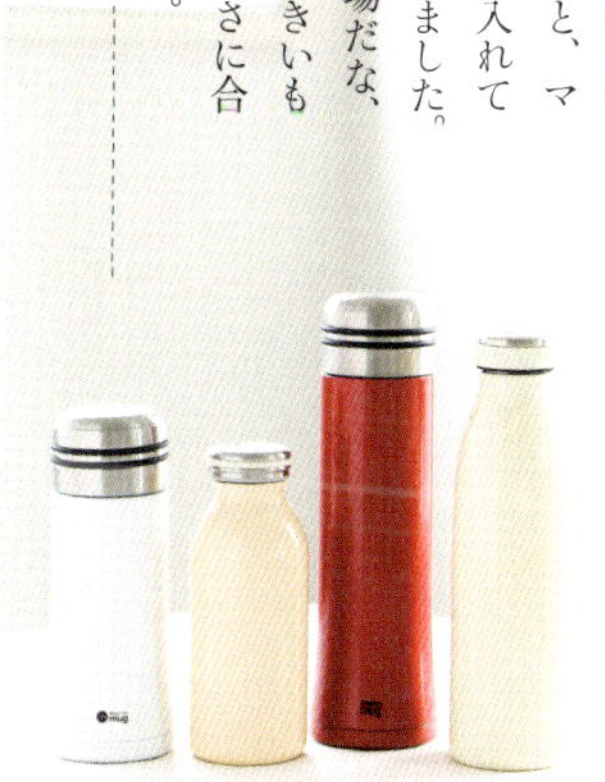

ほうろく

豆やごま、茶葉などを煎るときに使うほうろくも、伊賀焼のものを愛用中。これで煎ると、なんともいえない香ばしい香りが漂います。昔ながらの道具って、いいですよね。煎っているときの音だけでも、不思議となごみます。

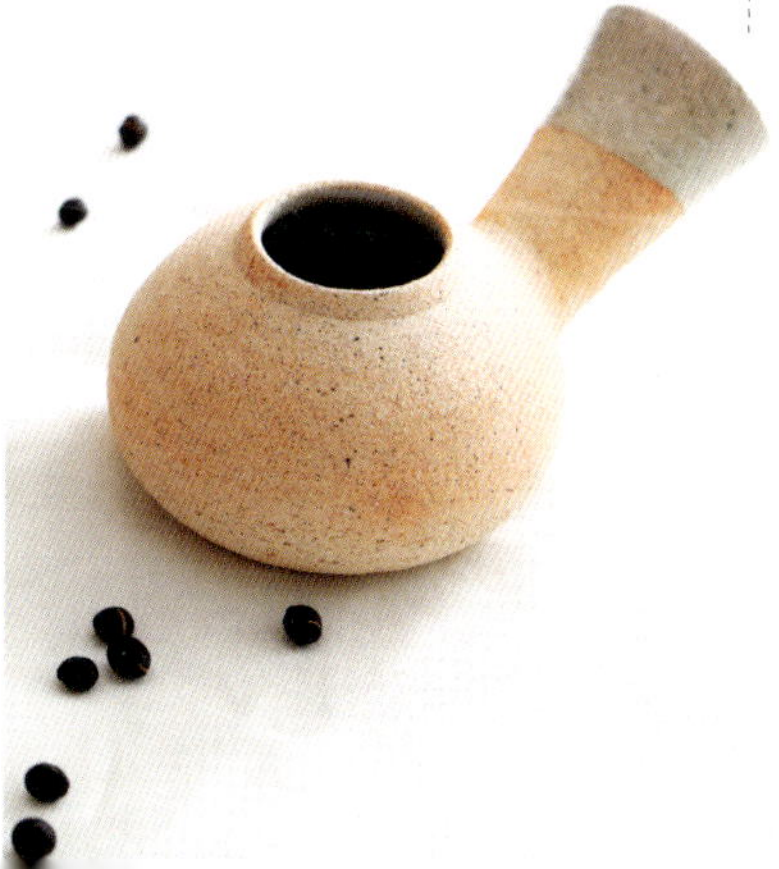

「お茶だけ薬膳」という考え方

すべての食材に力がある、
もちろん茶葉にも。
だから飲むだけでもいい。

「私にとっての薬膳ルール」（P8）にもあるように、忙しくて料理を作るのが難しいとき、外食が重なるとき、体調を考えた料理を作るのがちょっと面倒なときも、お茶を飲むだけなら無理なく続けることができますよね。

体を温めたいときは紅茶やプーアール茶を、冷やしたいときは緑茶やそば茶を、どちらでもないときはウーロン茶を。もちろんそのままでもいいけれど、せっかくだから季節に合った食材を加えてみると、相乗効果が生まれるうえ、それぞれの香りにも刺激されます。

あれこれ組み合わせているうちにどんどん楽しくなり、ローズやジャスミンなど、さまざまなフレーバーティーでも試したくなってしまいました。おかげさまで、わが家には茶葉がいろいろ。気分や体調、季節に合わせて「お茶だけ薬膳」を実践しています。

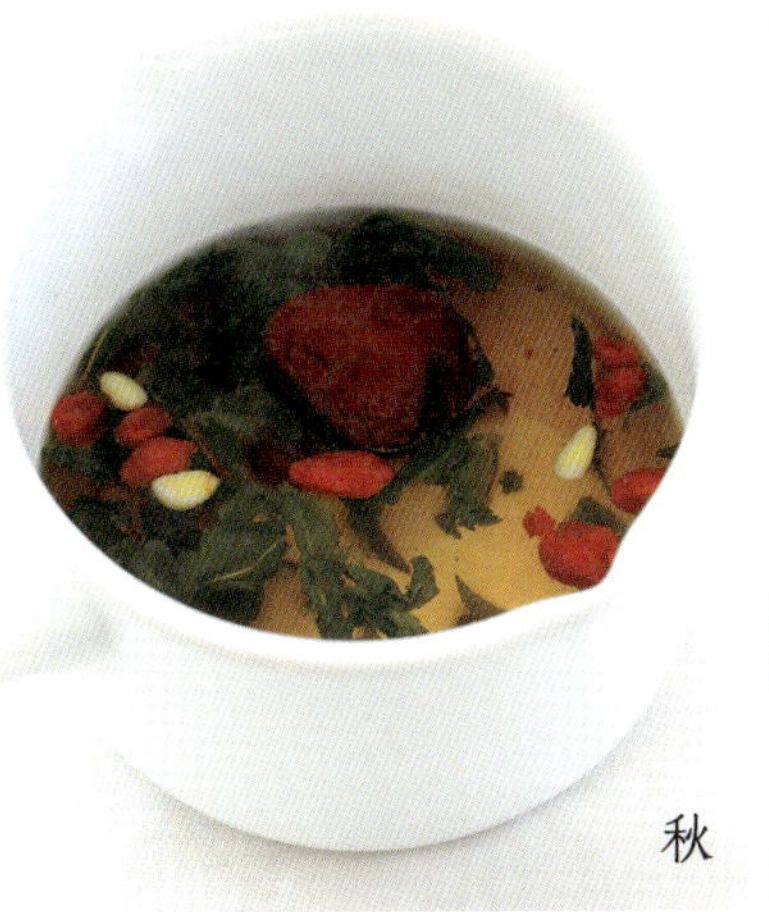

秋

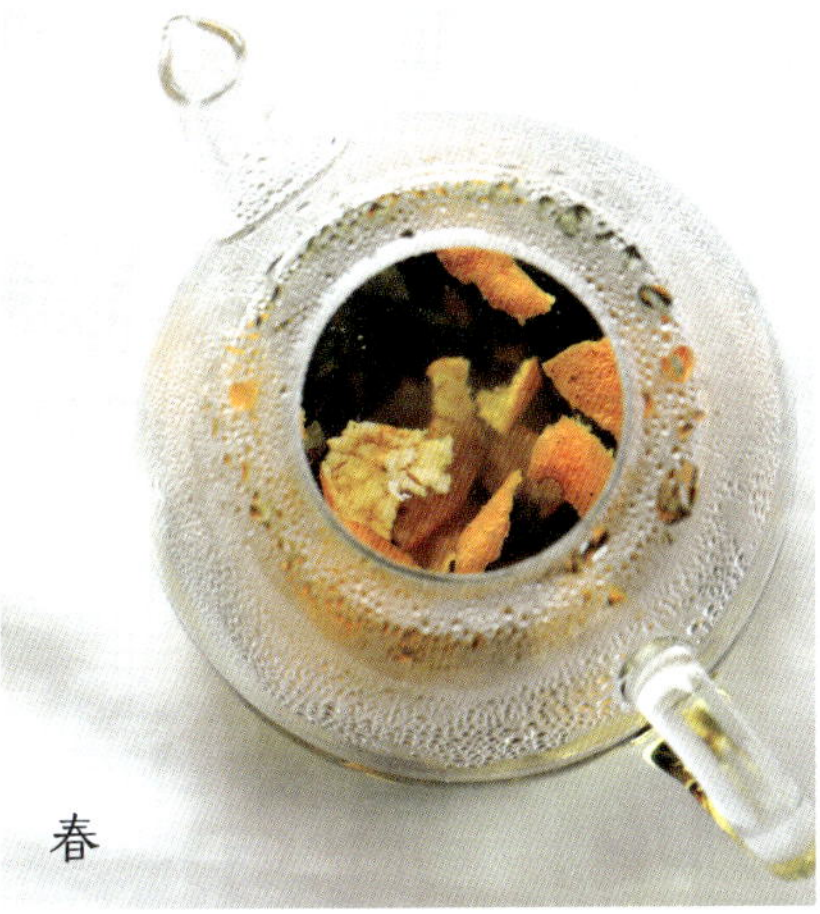

春

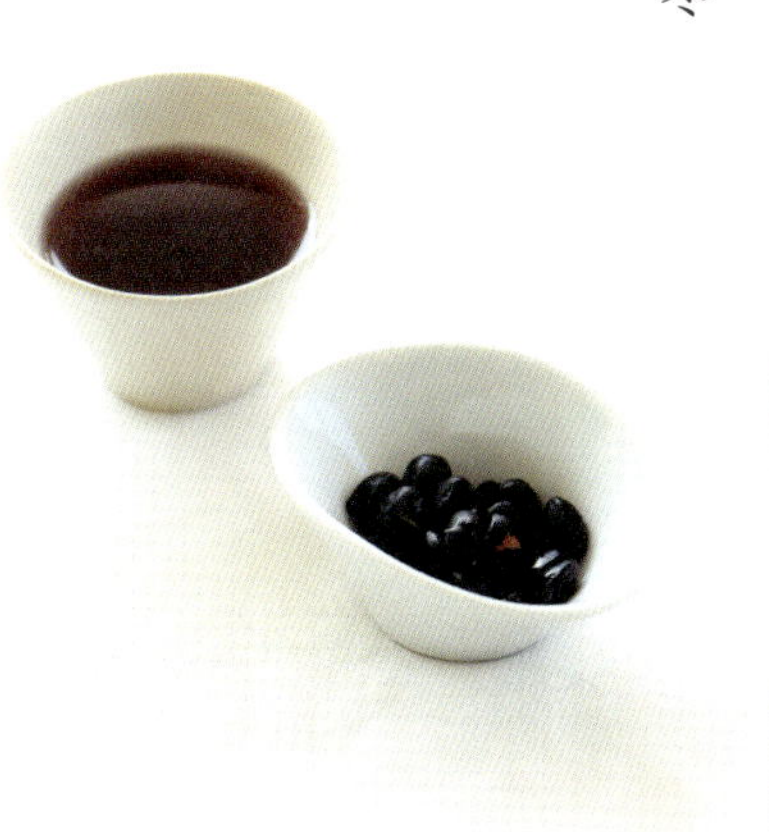

冬

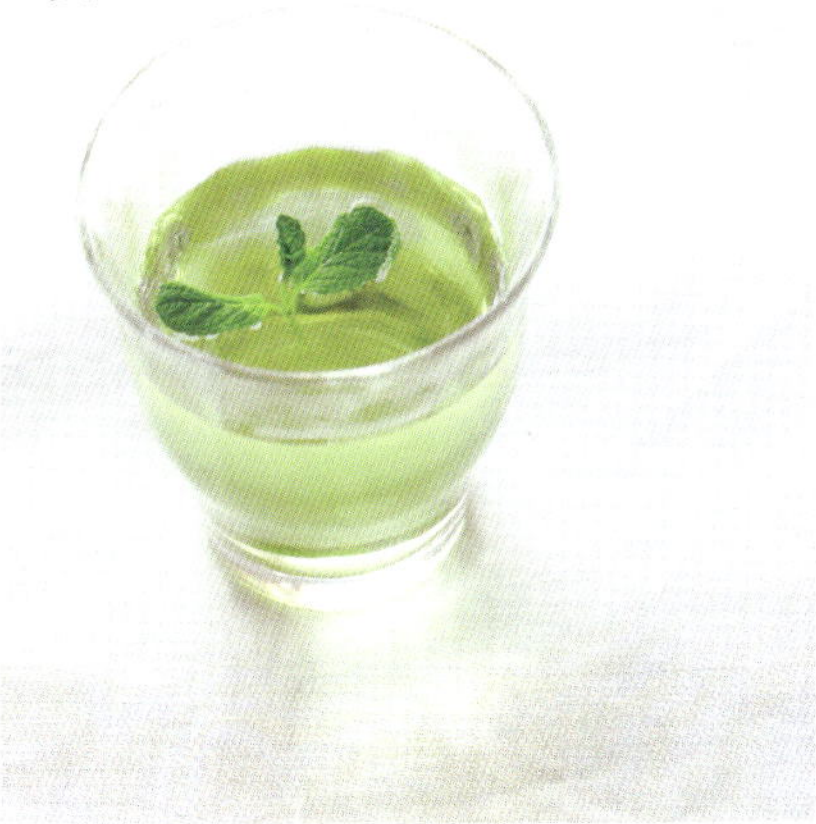

夏

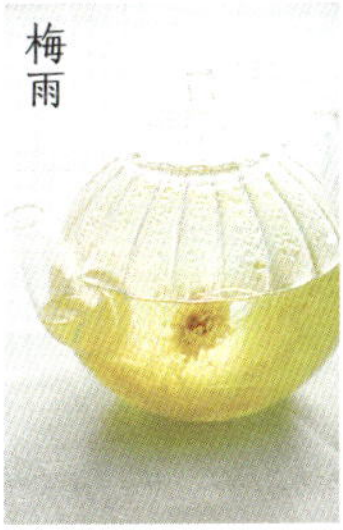

梅雨

とうもろこしのひげ茶（p42）

春｜陳皮ウーロン茶

春はウーロン茶や緑茶。ちょい足しには、みかんの皮を干したものを選びます。みかんの皮には、冬の間にたまった体と心の老廃物をデトックスし、いきいき、のびやかにしてくれる力があります。

夏｜ミントそば茶

夏はそば茶か緑茶、またははと麦茶。ちょい足しにはミントを選んで、清涼感たっぷりのお茶にします。ミントは体のほてりを冷ましてくれると同時に、食欲不振にも効果的。リフレッシュにもいいですね。

秋｜実ものウーロン茶

秋はウーロン茶。乾燥する季節に備え、潤いを補う松の実・なつめ・くこの実を、ただ加えるのではなく、茶葉と一緒に煎じます。秋が深まるにつれて寒くなってきたら、茶葉を紅茶やプーアール茶に代えて。

冬｜黒豆プーアール茶

冬はプーアール茶や紅茶。生命力を補い、血の巡りをよくするといわれる黒豆をほうろくで軽く煎ってから、煎じていただきます。市販の煎り黒豆でもOK。煎じたあとの黒豆も、おいしいお茶うけになります。

体を温める／熱を冷ます　薬膳食材　早見表

日常の食卓に登場するおなじみの食材を、３つの性質に分けて一覧表にしました。

平性

■フルーツ
いちじく
すもも
パイナップル
ぶどう
レモン

■野菜
いんげん豆
えんどう豆
かぶ
カリフラワー
きくらげ
きのこ類
キャベツ
さつまいも
里いも
じゃがいも
春菊
そら豆
ターサイ
とうもろこし
長いも
白菜
ブロッコリー

■たんぱく質
小豆
アワビ
イカ
枝豆
カキ
カツオ
カレイ
牛肉
黒豆
サバ
白豆
スズキ
大豆
卵
タラ
チーズ
鶏肉
ピーナッツ
豚肉
ホタテ
メカジキ

■その他
ウーロン茶
うるち米
かぼちゃの種
牛乳
くこの実
黒ごま
豆乳
はちみつ

温熱性

■フルーツ
金柑
栗
ココナッツ
さくらんぼ
ざくろ
スターフルーツ
みかん
桃
ライチ

■野菜
アスパラガス
うど
かぼちゃ
小松菜
しそ
しょうが
玉ねぎ
長ねぎ
菜の花
にら
にんじん
にんにく
にんにくの芽
パクチー
ピーマン
三つ葉
みょうが
よもぎ

■たんぱく質
アジ
イワシ
イワナ
ウナギ
エビ
サーモン
鹿肉
タチウオ
鶏レバー
羊肉

豚レバー
マス
ムール貝

■その他
吉林人参
くるみ
黒砂糖
紅茶
こしょう
シナモン
ジャスミン
酢
ターメリック
とうがらし
なつめ
プーアール茶
松の実
もち米
らっきょう

寒涼性

■フルーツ
いちご
オレンジ
柿
キウイ
すいか
なし
バナナ
びわ
マンゴー
メロン
ゆず
りんご

■野菜
オクラ
菊花
きゅうり
金針菜
空心菜
ゴーヤ
ズッキーニ
セロリ
大根
たけのこ
たらの芽
チンゲン菜
冬瓜
トマト
なす
ほうれん草
レタス
れんこん

■たんぱく質
アサリ
カニ
シジミ
タコ
豆腐
馬肉
ハマグリ
豚の脂身

■その他
大麦
小麦
こんにゃく
昆布
白ごま
そば
そば茶
のり
はと麦
はと麦茶
ミント（ハッカ）
緑茶
緑豆春雨

体を温めるのか、それとも熱を冷ますのかを基準にして、薬膳では、食材は5つの性質に分けられています。これを五気といい、もっとも基本の分類となります。

温めるのが熱性・温性の食材。冷ますのが、涼性・寒性。そのどちらでもないのが平性です。

この一覧表の平性は、もっともベーシックだと思われる食材しか挙げていないので少ないですが、実際には、ほとんどの食材が平性になります。

すべてを覚えるのは大変なので、とりあえずは平性以外の食材を知っておくと便利。メインだけでなく、添えものを何にしようか迷ったときも、体の寒熱に合わせて食材を選び、毎日のメニュー作りに役立ててください。

自分の状態を知る、
ということ

身も心もボロボロだったあのころ

健康には自信があった私の体に、突然、異変が現れたのは2010年も暮れのこと。右半身にブルブルとした震えがきて、正座して足がしびれたときのようなジーンとしたしびれが右手と右足だけに走り、とにかく力が入らなくなる。その後ほどなくして何ごともなかったように動く、という一連のできごとでした。最初は何ごと?と、混乱こそしたものの、すぐに普通に戻ったので、しばらくはそのまま過ごしていました。けれど、同じことが何度か続けて起こり、さすがにこれは……と、一度お医者さまに診ていただくことにしたのです。半身だけに症状が現れるのは脳に異常がある場合もある、という、うっすらとした知識も私の背中を押しました。

脳のMRIをとると、見つかったのは脳梗塞でした。幸いにも、とても軽微なもので命に別条はない、との診断でしたが、当時はまだ48歳でしたし、これといった持病もない、人間ドックでひっかかったこともない、血圧も低い、コレステロール値も正常。なのに私がどうして?と、信じられない思いでした。

脳梗塞の大きなリスクは加齢なのだそうで、先生が気にされていたのは、脳梗塞を起こすには、40代はまだ少し若いということ。もしかして別の原因が隠れているかもしれないからと、ありとあらゆる検査をしてくださいました。ところが、どこにも異常はなし。消去法で、脳梗塞が起きた要因とされたのは「ストレス」でした。大きなストレスを抱えているときに、体の不調や不摂生などの悪状況がたまたまいくつも重なると、一時的に血液がドロドロになってしまうこともあるのだという話。ちょうど私生活の問題で世間を騒がせていたときだったので、先生もそう判断されたのかもしれません。ひとたび脳梗塞を起こすと再発することもあるようで、しびれを抑える薬と血液をサラサラにする薬を処方していただき、あとは「なるべく心を穏やかにして、ストレスがかからない生活を心がけてください」とのことでした。

そうはいわれても、とても心穏やかではいられない時期でした。報道されたことはもちろんつらかった。けれど、そのせいでお仕事を自粛せざるを得なかったこと、そのために多くの方々にご迷惑をかけてしまったことが本当に申しわけなく、ずっと走り続けてきた私にとっては、とても大きなショックでした。ポカンと空いた時間に、これから私はどうしたらいいんだろう？　出口のないトンネルに迷い込んだように、ひたすら不安な日々でした。

それでも、2～3カ月ほど経ったころでしょうか。病気になったものはしょうがない、これは生き方を見直すいいチャンスなのかもしれない――なんとか自分を奮い立たせました。そして、気持ちにひとつのけじめをつけようと、50の大台に突入する前に人間ドックを受けることにしたのです。それまで、健康診断ではいつもA判定でしたし、脳梗塞の検査でも何も見つからなかったので、ある意味、健康のお墨付きをもらい、これからの人生への自信をとり戻したかったのかもしれません。

ところが、その人間ドックでも、青天の霹靂ともいえる結果が出てしまいました――「乳がんの疑いあり」。脳梗塞のときに、あれだけ検査したのにどうして？　そう思いましたが、考えてみれば、がんの検査ではなかったのだから、見つからなくて当然ですよね。

正直、自分は乳がんには縁がない、と思っていました。じつは胸が小さい私は、なんの根拠もなく、「小さい人は乳がんにならない」という勝手な思い込みがあったのです。もちろんこれはまったくの誤った知識で、乳がんと胸の大きさにはなんの関係性もありません。自分の身に降りかかるまで、いかに不確かな知識しか持っていなかったのか、恥ずかしい限りです。そんなわけで、これまでは乳がん検診をスルー。30を過ぎたら受けるように、と広くアナウンスされているのに、今考えると愚かでした。でも、そのときばかりは、50代目前のいい機会だから乳がん検診も受けておこう、と思うに至ったのです。

検診で訪れたのは、広尾にある「平松レディースクリニック」。院長の平松秀子先生に「麻木さん、お久しぶり！」と声をかけていただいて思い出したのですが、偶然にも以前、番組の企画で乳がん検診を受けたことのある病院でした。乳がんについてかなり丁寧に説明されていた番組でしたが、私はといえば、まったく心配していなかったので、他人ごとだったのでしょう。そのときのことも、すっかり忘れていました。

ありがたいことに、番組で撮ったマンモグラフィーとエコー検査の画像が残っていて、それと見比べながらの検診となりました。検査を進めていくうちに、だんだんと先生の顔がくもっていきます。「うーん、ただの乳腺炎かもしれないけど、ちょっと気になる。もっと詳しい検査をしてみましょう」。こうして受けたＭＲＩの検査で、さらにその疑いは濃厚になり、「もっと大きな病院に行ったほうがいい」と、築地の国立がん研究センターにいらっしゃる木下貴之先生を紹介していただくことになったのです。その段階ではまだ「濃厚な疑い」ではあったものの、あまりにも信じられない診断に打ちのめされ、けれど、どこか非現実的でもあり。ただ、あの日ふらふらと病院を出たときに感じた強烈な夏の暑さと、見上げた空の雲ひとつない深い青。そして、「私、もしかして死ぬの?」という恐怖が頭をよぎったことは、今でもはっきりと覚えています。

重い足どりでがん研究センターに向かったのは、その10日ほどあとのこと。また一から検査をした結果、左右の乳房からがん細胞が見つかり、ただの乳腺炎かもしれないというかすかな希望は絶たれ、正式に乳がんと診断が下されました。幸いにもごくごく初期で、それは検査で見つけられる最も早い段階だったようです。がんという病気は、見つかる数年前にできていて、しばらくは体内で潜伏し、初期段階を過ぎると、ある時期からいきなり大きくなっていくものだと聞きます。あのとき、もし平松先生に気づいていただかなかったら今ごろどうなっていたか、それを考えると今でも怖くなります。本当にありがたいことでした。

左右ともリンパ節への転移はなく、左胸は検査手術でがん細胞をすべて取り除くことができました。右胸は部分切除で乳房は温存。でも、位置的に乳頭部は切らなくてはならない可能性があり、先生は切除の仕方をかなり考えてくださっていました。それなのに私ときたら、「私、治ることのほうが大事だし、先生が安全だと思う方法ですぐに進めてください!」と、きっぱり。

そのころはもう、とにかく病気を治さなければ、と気負っていたのかもしれません。そんな私に先生は、「そんなにあわてないで。よく状況を確かめながら決めていきましょう」と、諭してくださいました。最終的には「乳頭部を残しても、再発率は変わらないだろう」という判断をいただき、部分切除の手術は無事に終了したのでした。

乳がんは日本人女性の十数人に1人が患うといわれるほど患者数が多く、そのぶん治療技術も発達しています。もちろん、乳がんの性質や患った年齢にもよりますが、初期段階なら5年後で90%と、比較的生存率が高いのです。そのためか、その後の「女性としての人生」についてまでよく考えてくださる先生が多いように思います。私も、患者の声に耳を傾け、親身になって考えてくださる先生に巡り会い、本当によかったと思っています。

検査手術、部分切除の手術は、どちらも2泊3日。続いて、再発防止のために放射線の通院治療が1カ月半。そして、その先5年間は、飲み薬によるホルモン療法を続けることになりました。乳がんはその他の部位への転移も多く、長く様子をみる必要があるそうで、10年以上経ったあとの再発も珍しいことではないようです。そんな説明を受けたときに先生が口にされたのが、「これから長いつき合いだからね」という言葉。とても心強かったし、「そうか、長いつき合いということは、長く生きられるんだ。長く生きなくては」と、深く思いました。

乳がんを経験したことで気づいたのは、がんはひとりで闘うものではないということ。主治医の先生をはじめとするプロの医療従事者、家族や仲間の存在の大切さが身にしみました。そしてもうひとつ、がんの多様性にも。たまに、治療法に対するコメントを求められることがありますが、同じ乳がんでも、がん細胞の種類によって性格が違うし、ましてや発症した臓器によって、治療も予後も大きく変わります。何が正しい選択なのかは人それぞれですし、なにより、先生と患者さんが「どう立ち向かうか」を考え抜いて出した決断は、とても重いもの。私ごときがコメントすることではないと思っています。

私生活の報道、脳梗塞、そして乳がん。思いもよらない大きなトラブルが重なり、それまで「前進あるのみ」だった私の生き方は、頓挫しました。身も心もボロボロ。特に、仕事の喪失感は大きかったと思います。若い人も出てくるし、代わりになる人もいくらでもいる。時の流れからとり残されていくような不安感は、なかなか払拭できませんでした。

私がデビューしたのは、１９８３年。その年に開業した東京ディズニーランドのテレビＣＭでした。が、以降はなかなか芽が出ず、時代はバブルでみんな浮かれているのに、なんで私だけ?と、未来の見えない日々を送っていました。情報番組の司会やクイズ番組など、やっと少しずつ仕事が増えてきたのは、30を目前にしたころ。売れなかった20代の苦しい記憶があるぶん、30代、40代はひたすら仕事に邁進し、がむしゃらに頑張りました。ただ、なんとなく、40も半ばに差しかかったころから、ある違和感を覚えるようにもなっていました。

年齢が上がると、番組の中で求められる役割も変わってきます。「コメンテーター」や「パネラー」などと呼ばれ、そのつど、その場にふさわしい発言が必要とされます。それも、いつ振られるかもわからない、短い時間で、しかも私なりの個性を表現しなければならない。反射神経が問われる役割。が、思うようにリアクションしきれず、それに戸惑っている自分がいて、はじめて、年齢を重ねることに怯えを感じるようになっていた時期でもありました。八方に気を配るだけのおざなりな言葉が人々の心に響くはずもない、そう思うと、テレビに出ることが怖くなってしまったのです。テレビって意外と、〝その人間〟がきちんと出てしまうものなのです。だとすれば、そもそも私って何？　自分らしさって？　タレントとしての存在意義は？と、ぐるぐるぐるぐる……。生き方に自信を失い、負のスパイラルに陥っていきました。

ちょうど子育ても一段落したタイミングで、この子ももう少しで離れていくのだなと、もうひとつの喪失感が重なると、眠れなくなり、お酒の量が増えていきました。そんななかでの大病。それだけ自分の体と心を痛めつけていたら、病気にもなりますよね。一連のトラブルは、いってみれば、すべてを強制ストップさせ、足元を見つめさせるための天のおぼしめしだったのかも。今だからいえることですが、人生を見直すいい機会だったのだと思います。

とはいえ、病気や仕事に対する不安からはなかなか抜け出せず、そのころは、ただ家にいることが多くなっていました。それまでの自分を振り返り、そして、これからどう生きていけばいいのか、新しい生き方に踏み出すことへの不安や自信のなさが、足をすくませていたのかもしれません。

私は、32歳のときに娘を産みました。やっと仕事をいただけるようになったころで、子育て中は猛烈に忙しく、毎日がバタバタ。母としてちゃんとやらなくちゃ、という気持ちはあって、できる限りのことをしようと努力こそしましたが、同時に、できないことへの後ろめたさを感じる日々でもありました。仕事をしていれば子供が気にかかり、子供といれば仕事が気にかかり。とりあえず、目の前のことを処理するので精一杯でした。食事にしても、娘には「早く食べて！」とせきたてながら、自分は立ったままキッチンで食べることも多く、きちんと向き合って楽しむ余裕がなかったと思います。大人になった娘から、「じつはあのころ、こんなことがあったんだよ」と、私の知らなかった話を打ち明けられると、今ごろ聞いてやるなんて申しわけない……と、胸が少しキュンとなります。でも、そんな母親を横目に娘はどんどん成長し、友達や先生、出会った人々から、いろいろなことを学んで大人になっていました。子供は親だけが育てるものではないのですね。あらためて、感謝の気持ちでいっぱいです。

家に引きこもって鬱々とした日々を過ごしている、そんな私にしびれをきらしたのは娘でした。「もう、そろそろいいんじゃない？」と、さりげなく散歩に誘ってくれたのです。「ママ、一緒に行こう？」。「えっ、ママはいいよ……」といやがる私の手を引いて、「つべこべ言わずに財布を持って。ほら、行くよ！」と外に連れ出しました。

ぽかぽかとした春の陽気が、お出かけにはちょうどいい日でした。娘がまだ幼かったころは、娘の手を引いてよく散歩に出たものです。それが今は、娘に手を引かれているなんて。どこか不思議な、新鮮な気持ち。親子が逆転しつつあることを、はじめて意識した瞬間でもありました。途中のコンビニでおにぎりとお茶を買い、２人でずっと手をつなぎながら、近くを流れる多摩川の土手まで歩きました。当時、写真部に所属していた娘は首からカメラを下げ、土手に着いてからは、気分にまかせて景色を撮ったりして。そんな様子を見ながら、大きくなった娘と手をつなぐなんてと、あらためてくすぐったい気持ちでいたら、突然、娘が歌い出しました。

「あるこう〜、あるこう〜、わたしはげんき〜♪」。映画『となりのトトロ』に出てくる『さんぽ』という歌。娘が幼かったころ、散歩しながらよく歌った曲でした。なんだか久しぶりにウキウキして、気づけば一緒に口ずさんでいました。そして、私も何か歌ってみようかな、と思ったとき、口からこぼれたのは『三百六十五歩のマーチ』。すると、娘も続けて「人生はワン・ツー・パンチ！」、大声で一緒に歌ってくれたのです。「三歩進んで、二歩さがる！　人生はワン・ツー・パンチ！　汗かきべそかき歩こうよ……」。私にとっては、昔から家事のはかどる曲で、掃除機をかけながら、食器を洗いながら、いつもこの歌を口ずさんでいました。それを聞いて育った娘にとっても、なじみの深い曲だったのでしょう。娘が歌えば私も歌い、私が歌えば娘も歌い。同じ時間をともにした日々を思い出していました。

途中、ベンチを見つけて、さっき買ったおにぎりを2人で並んで黙々と食べました。食べ終わったらまた、2人で大きな声で歌いながら歩き出して。あんまり大きな声だったからなのか、大きな娘と母親が手をつないでいるのが不思議だったのか、私たちを追い越していった自転車のオジサンが、けげんな顔をしてわざわざこちらを振り返りました。思わず、2人で顔を見合わせて大笑い。私の中で、何かが変わっていく予感。さっき並んでおにぎりを食べたときも、こうやって笑い合っている今も、そこに流れている空気はとても穏やかで、つらかった日々がうそのように、気持ちが軽くなるのを感じたのでした。

ひとしきり歩いて帰宅すると、娘がもう一度私に、「もう立ち直ろうよ。また一から出直せばいいじゃない」と言いました。なんだかもう、うれしくもあり、照れくさくもあり、心の中で泣きました。思えば世間で騒がれたときも、娘だってきっといやな思いをしただろうに、私には何も言いませんでした。そんな娘が、精一杯の言葉で、彼女らしい方法で、私を励ましてくれた。あのときのことは、一生忘れられないと思います。あとから聞いたところによると、仲のいいママ友にも、「よかったら、うちのママを連れ出してあげて」と頼んでくれていたみたい。いつの間にこんなに大人になって、これじゃ本当に親子逆転じゃない、と情けなくもありましたが、それ以上に、娘の成長がうれしく思えたできごとでした。

その後もしばらくは、落ち込むことがあると、どうも家で飲むお酒の量が増えていたようで、気づいたらリビングのソファに突っ伏して寝ているなんてことも。あるとき娘が、「なんでソファで寝てるか知ってる?」。記憶のない私が「それは私が自分で……」と答えると、「いいえ、私がソファまで運んで寝かしたの。昨日もその辺の床で行き倒れてたから。ふとんをかけてあげたことも、一度や二度じゃあないです」……今となっては笑い話ですが、もう、本当に頭が上がりません。

昔から「母と子は一心同体」とよくいわれますが、私はなぜか、娘がおなかにいるときから、「ああ、この子は別人格だ、私のものではない」と強く感じていました。いちばん最初は、心音を聞かせてもらったとき。「この子にはこの子の心臓がこうして鼓動を打っている。私のおなかは一時の宿であって、生まれてしまえば、娘は娘の人生を生きていく。母親ではあるけれど、私の思いどおりにしようと思ってはいけないんだ」と、それはとても不思議な感覚でした。

だからこれまでずっと、娘に自分の意見を押しつけることは、あまりしてきませんでした。

そのためか、娘は自立心が強く、「私は私、ママはママ。それぞれの人生がある」と思っているようなところがあります。お散歩の一件もあり、この子はもう大人なんだ、対等なんだ、と感じたとき、私は娘に宣言しました。「ママはまた一から頑張る。もう大丈夫だよ」と。

そして、ずっと止まっていた私の時間が動き出したのは、仕事で知り合った方々とのつながりや、私を温かく見守ってくれていたママ友たちの存在も大きいものでした。みんな、ポジティブで柔軟な人ばかり。「私もそうありたい」と感じながら、だんだんと元気をとり戻していきました。そのママ友たちとは、それぞれみんな境遇が違うのになぜかとても気が合い、ときどき集まってランチをしたり、飲みに行ったり。「最近、ボランティア活動が楽しいの」「趣味でダンスを始めたわ」――年齢を重ねても変化することを恐れない彼女たちに刺激され、「私も何か新しいことを始めてみよう」という気持ちが芽生えてきました。そのとき、真っ先に頭に浮かんだのが、食生活のことでした。

仕事と子育ての両立で忙しかったころの食事は、簡単で時短、そして、食べざかりの娘のために、ボリュームが最優先。「体にいい」は、あと回しでした。でも、自分自身が病気になり、私と前後して心臓病を患った母とも一緒に暮らすようになると、これからは食事を通して体を労っていこう、今までの食生活を見直そう、と考えるようになったのです。とはいえ、何をどうやって見直したらいいのかは、まったく見当がつきませんでした。とりあえず料理教室にでも通うかな、なんて考えていたときに目に留まったのが、「薬膳」でした。思い立ったが吉日と、さっそく、「本草薬膳学院」という学校を見学に行きました。

授業を見学したあと、薬膳について話してくださったのが、校長の辰巳洋先生。それはとても興味深く、もっと深く知りたいと思えるお話でした。そして、いくつか入門書のようなものを読んで確信し、ああこれだ！と、通うことに決めたのです。

薬膳とは、中国伝統医学にのっとった食養生のことで、その基本は「陰陽五行」という考え方にあります。それは、「世の中は陰と陽のバランスで成り立っている。バランスがとれればそれで完成なのかというとそうではなく、バランスがとれたと感じた瞬間に、また変化してしまう。ことで生じるゆがみが、すべてを狂わせる」というもの。では、一度バランスがとれればそれで完成なのかというとそうではなく、バランスがとれたと感じた瞬間に、また変化してしまう。「宇宙は常に変化し、一定ではない」。崩れては戻り、戻っては崩れ、上がったり、下がったり……。ひとときもじっとしてはいないけれど、大きな流れで見れば「行きすぎたものはまた戻り、戻ればまた行く」。これって、まるで人間の人生や気持ちと一緒。楽しい日もあれば、どんよりする日もあり、すんなりとうまくいくときもあれば、どんなに頑張ってもダメなときもある。でもまた明日という日が来て、変わりながらも繰り返す――。

そんな考え方に触れて、私が心身のバランスを崩して落ち込んだことも、この世の中ではよくある当たり前のことなんだ、と思えてきました。ものごとは常に変化するのだから、仕事でも体でも、自分の思いどおりのところに留まらせようと頑張ったところで、しょせん無理なわけです。それよりも、もっと大きな流れの中に身をおいてみたらどうだろう？　そんな気持ちがわいてきました。

重要なのは、「中庸に生きる」こと。中庸とは、「考え方や行動がひとつの立場に偏らずにいて、過不足なく、極端に走らない」という意味で、つまり、頑張りすぎても、怠けすぎてもダメなのです。完璧を目指さなくてもよくて、気持ちがあっちこっちに揺れながらも、なんとなく進む方向さえ決まっていればいいか、みたいな感じでしょうか——あまりに大雑把な説明で、先生に怒られそうですが——。少しずつ元気になってきたころだったので、なるほどそういう考え方もあるのかと、そのしなやかな強さに惹かれました。

今までの私は、完璧なもの、確固たるものを求め、ひとつ得たら次、そしてその次と、常に前に進まなければ、と思っていました。それが人生だと。だから、キャリアや自信が崩れたときにはもろく、何をどうすればいいのかわからなくなってしまった。「いつもゆらっとしていればいい、自然も人間もそうでしょう」そう学び、目からウロコが落ちました。

バランスはとるものではなく、意識しておくもの。柳の枝のように、風が吹いたら身をまかせてゆらゆら揺れればいいし、ときに思いもよらぬ風雨にさらされたら、コロンとうずくまってやり過ごせばいい。なんでもかんでもムキになって戦わなくてもいいのだ。そんなおおらかな考えに接し、これからは中庸を目指そうと思ったのです。

足りないことがあればそのつど補えばいいし、やりすぎたらひかえればいい、そう思えるようになってからというもの、気持ちが楽に、ずいぶんと穏やかになりました。母とも、昔はよくケンカしましたけれど、今はまったく。私の変化を感じて、同居を楽しんでくれているように思います。食卓にはいつも薬膳。母と私、そして娘。3人で暮らす今の生活を、私はとても気に入っています。

更年期世代を生きる

春に生まれた新しい命は、ぐんぐんと成長する夏を経て、秋に収穫のときを迎え、少しずつ枯れていきながら、次に来る春を思い、静かに冬を過ごします。人生を四季にたとえれば、50代はまさに秋。それまでの経験や知識で人生の実りを感じつつも、悲しいかな、更年期障害や老眼、シミやシワなど、誰でも多かれ少なかれ、加齢によるトラブルに直面します。以前の私だったら、思いどおりにならない自分にイライラしたり、そんな自分を労れず、無理を重ねていたかもしれません。

でも、薬膳と出会い、中庸を意識するようになった今は違います。今日は疲れているなと思ったら薬膳スープを、起き抜けにエンジンがかからないな、体が冷えているなと感じたら薬膳ケークサレを、最近潤いがないなと気づいたら黒ごまプリンを、少しでもストレスを感じたりイライラしたらみかんのお茶を。その時々の体の不調や気持ちの変化にゆらぎながらも、自分と向き合って今がどんな状態なのかを知り、何が必要で、何が余分なのかを考えるようになりました。毎日の食事のたびに、心身と会話するようになったのです。もっと早くに出会えていれば、と思うこともありますが、でも、新たな不調に出会ってとまどい、失われていくものを補う必要がある更年期世代の今だからこそ、薬膳のよさに惹かれたんだとも思うのです。

【作り方】

1　ピーナッツとかぼちゃの種は、半量をみじん切りにする。
2　ボウルにすべての材料を入れてよく混ぜ、耐熱容器に1.5cmほどの厚みに敷き詰め、ギュッと押し固める。
3　180℃のオーブンで20分焼き、冷めたら好みの大きさに切る。

そうそう、更年期世代といえば、私がいつも作っておくのが、「薬膳シリアルバー」と「薬膳ふりかけ」。どちらも血をつくるピーナッツや、潤いを補う松の実やかぼちゃの種など、更年期にうれしい食材をギュッと詰め込んだものです。シリアルバーは難しそうに思えますが、市販の玄米グラノーラをベースにすれば、混ぜて固めるだけで簡単。おやつや、外出時のおともにも重宝します。ふりかけは、何度も試作しては配合を微調整した、自慢の味。たくさん作って大きな袋に保存してあるので、少しずつふりかけ容器に移しては食卓におき、おかゆでも、納豆でも、それこそ、なんにでもかけていただきます。必要な食材を毎日意識して摂ることで、更年期による体と心の不調を少しずつでも改善できたら、と思っています。

もうひとつ、私が食事のうえで大切にしているのが、楽しくいただく、ということ。先日、私が通ったクッキングスクールの祐成陽子先生から、こんなお話をうかがいました。先の戦争中のこと。まだ幼かった先生が、食料不足で毎日毎日続くさつまいもにうんざりしていると、その様子を見かねたお母さまが、趣向を凝らし、いつものさつまいもをマッシュして、木の葉を敷いた器にのせて出してくれたのだそうです。そのかわいらしい様子に感激しながら食べたさつまいもは、「いつものさつまいもなのに、とびきりのごちそうだった」「あの味は忘れられない」と。――素敵なエピソードですよね。食べるということは、体だけではなく心も作るのだ、と感じたお話でした。

また、こんなことも思い出しました。40歳のころだったでしょうか、尊敬するある方から食事に誘われたことがありました。その方はがんを患って治療を続けておられたのですが、食べ

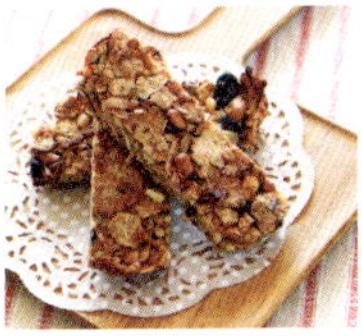

薬膳シリアルバー

【材料／作りやすい分量】

玄米グラノーラ　100g
松の実・かぼちゃの種・
　ピーナッツ　計100g
干しぶどう・くこの実　各20g
はちみつ　大さじ1
溶かしバター　20g
卵白　1個分
シナモンパウダー　適量

ながら、こうおっしゃったのです。「あと何回こうして食事ができるかわからない。だから、1食たりとも、つまらないごはんは食べたくないんだ。豪華な食事をしたいということではないよ。ただ、一緒に食べて楽しい人と、おいしく食べたいということなんだよ」。それがいちばん大事なことだと。当時は、その大切な1食の相手に私を選んでくださるなんてと、感謝の思いでいっぱいでしたが、その気持ちがやっと、本当の意味でわかるようになりました。でも、私を相手に選んだことを後悔してはいなかったかしら？　その答えは永遠にわかりませんが、誰かに楽しく食べてほしいと作った料理も、楽しいと思える人と一緒にいただく料理も、どちらも薬膳の原点であるように思います。食べることを通して、自分を見直し、人とのつながりを確かめる。そうすればまた、元気がわいてくる。薬膳と出会ったことで、あらためて気づくことができました。

そんな私は昨年、乳がんの発見から5年が経ち、おかげさまで治療を終えることができました。これからも先生の指示に従い、薬膳で体に気を配りながら、養生していきたいと思っているところです。でも、長生きするかどうかは、神のみぞ知る。今日、楽しくおいしくごはんがいただける、そのことへの感謝を忘れずにいたいと思います。

感謝といえば娘。落ち込んでいた私を救ってくれた娘も、昨年の春に社会人になりました。いろいろな人に出会って刺激を受け、あらゆるものを吸収しようと頭にアンテナをいっぱい立てて飛び回っているようです。その様子を見ていると、モーターがブンブンと盛大な音を立てて回転しているみたいで、季節でいうなら春から初夏でしょうか。夏草が燃ゆ、という感じ。

【作り方】

1　ピーナッツはみじん切りにする。

2　フライパンに①とＡを弱火で熱し、パラリとするまで煎る。
仕上げにＢを加え混ぜる。

仕事が忙しくて大変そうですが、それ以上にエネルギーがあふれている。若さの特権ですね。そんな時代が私にもあったのかしらと、まぶしく感じます。「グレることもなく、約束どおり大学も卒業してちゃんと就職もしたし、私に文句はありませんね?」、そんな生意気な口をきく娘に「はいはい、そのとおり。文句はございません」と私。最近はもう、素直に負けたと思っています。「親としてかくあらねば」という気負いからも解放され、むしろ楽になったと思えば、娘にシャッポを脱ぐのも悪くありません。これからは、彼女なりに悩んだり迷ったり、ぶつかったりしながらも、元気に、しっかり食べて、頑張ってくれたらいいなと祈るのみです。

子供のころはひとりで食べさせることも多かった娘ですが、今は彼女のほうが圧倒的に忙しく、私が家でひとり、食事することのほうが多くなりました。それでも姿を見かければ、「今日は寒いから、さぞかし体が冷えているだろう」と、しょうがの効いたスープを。「連日の忘年会で、きっと胃腸が疲れているだろう」と、朝食に卵がゆを。娘の顔色や様子を見ながら食材を選び、さりげなく薬膳を出しています。

たまの休日、母と娘と3人で食事をするとき。それが夏ならば、生のとうもろこしで炊いたごはんを「今日は、じめじめしてるから、体のむくみをとってくれるとうもろこしにしたのよ」などと言いながら、お茶碗を並べています。「あら、今年も夏がきたねえ」と喜ぶ母と、たいして興味もなさそうに「ふーん」とひと言だけの娘。でもいつか、どこかでとうもろこしごはんを食べた娘が、「あ、あのときの味だ」なんて思い出してくれたら、すごく幸せだと思います。こんな穏やかな時間が続くことを願いながら……。

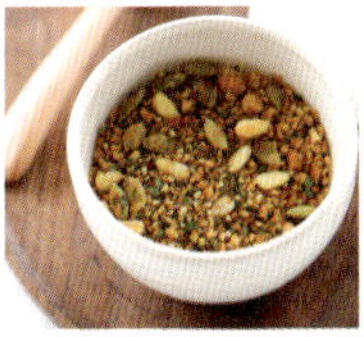

薬膳ふりかけ

【材料/作りやすい分量】

ピーナッツ　100g
A［煎り白ごま 100g　かぼちゃの種・松の実 各40g　かつお節 20g
酒 大さじ3　ナンプラー・しょうゆ 各大さじ1］
B［クミン 小さじ1と1/2　ドライパクチー 5g］

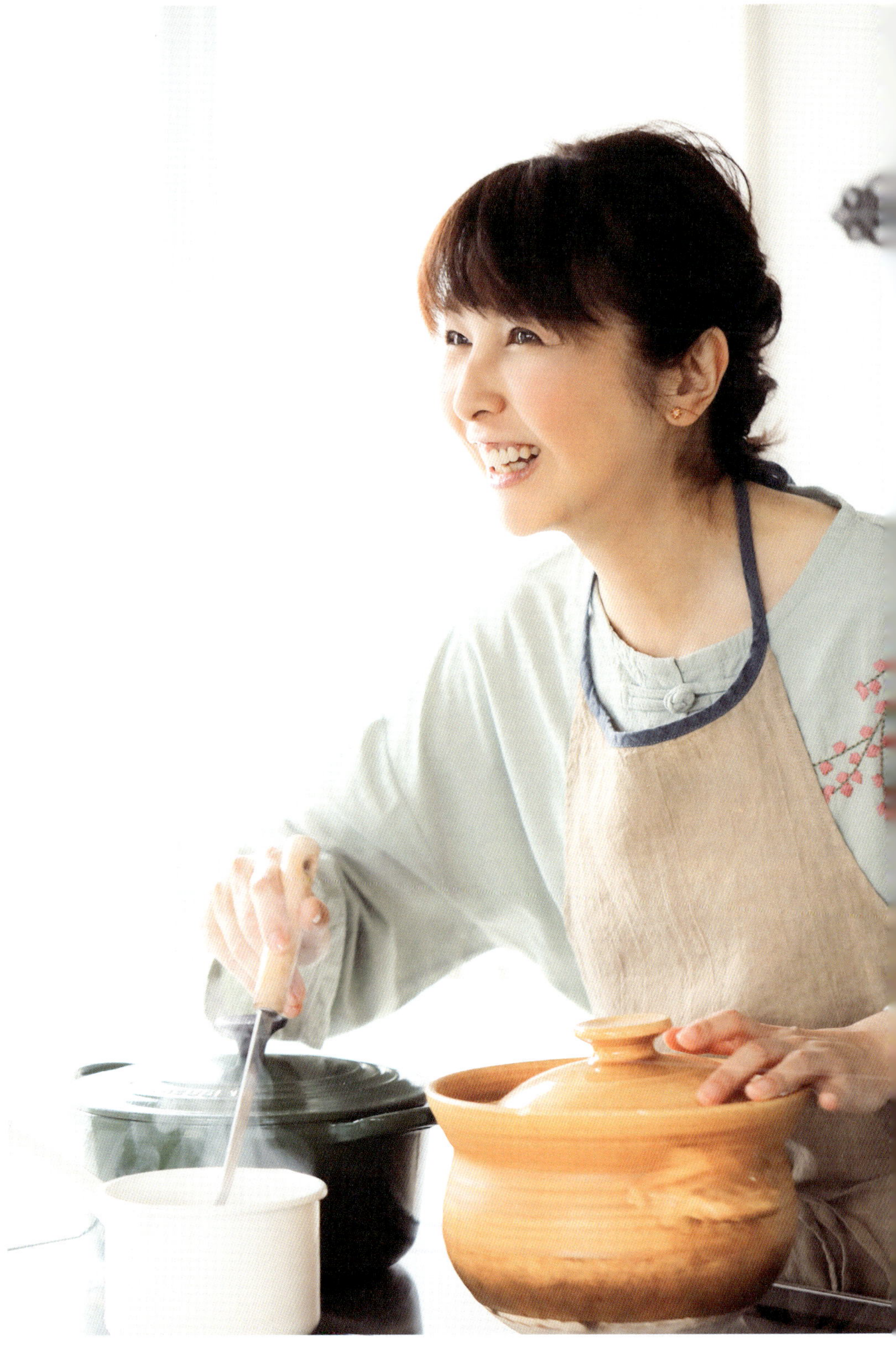

おわりに

この本を手にとり、最後まで読んでくださってありがとうございます。レシピを見て、なんだ日常のお料理じゃない、と「薬膳」を身近に感じていただけたら幸いです。家庭料理の例にもれず、なかにはアバウトなものもありましたが、今回みなさんに紹介するにあたり、あらためてひとつひとつ試作し直し、微調整しました。いつもの材料で簡単にできるものばかりなので、ぜひ作ってみてください。そして、薬膳食材早見表を参考に、自由にアレンジしてみてください。今感じている不調を改善するために、少しでもお役に立てたら、こんなにうれしいことはありません。

薬膳と出会ったことで、本当に新しい世界が広がりました。同じ教室で学んだ仲間たちとは今でも交流があり、いつか薬膳のお店を開かない?なんて盛り上がっています。また、レシピ開発・盛りつけ・スタイリングなどを学んだ「祐成陽子クッキングアートセミナー」の祐成陽子先生が背中を押してくださり、現在、薬膳の講座を持つという貴重な体験をさせていただいています。教

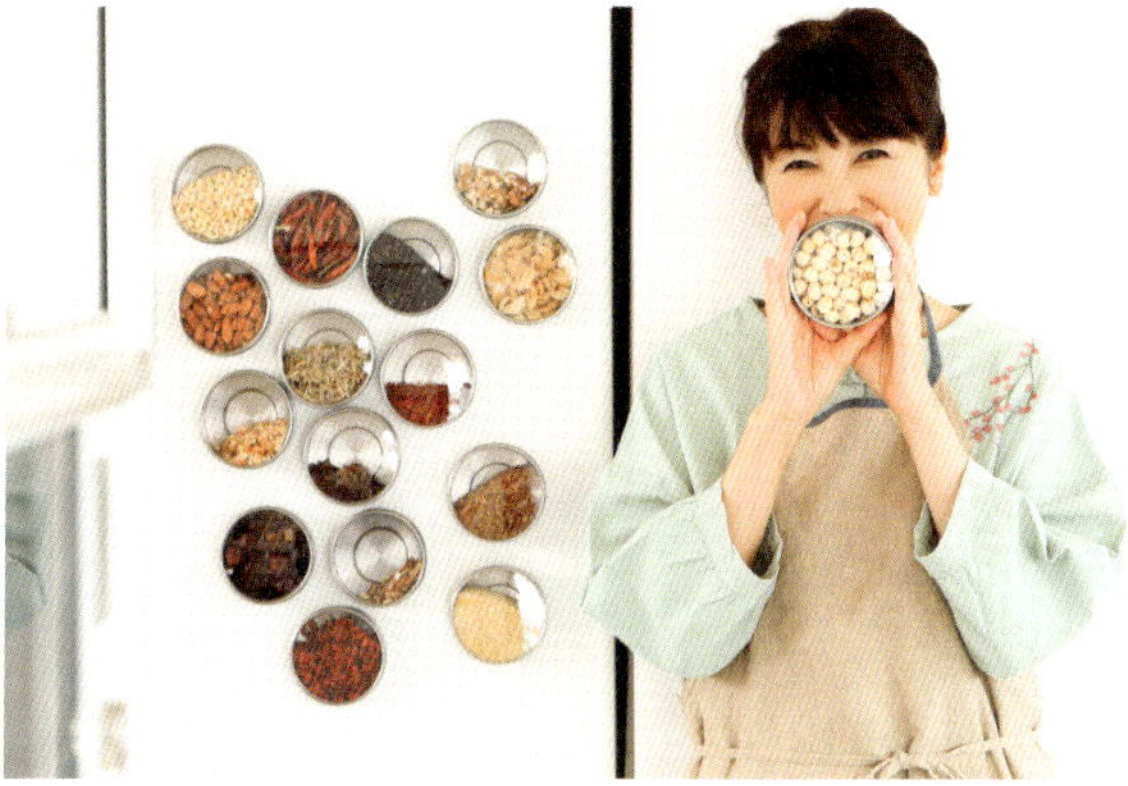

えることで得る気づきもたくさんあり、私自身がとても勉強になっています。また、こうして本や雑誌のお仕事をいただくことができ、テレビとは違う、もの作りの現場を体験することができました。病気は大きなできごとでしたが、それがあったからこそ得るものもあったのだと、今、強く感じています。

サインを頼まれたときに「ひと言書いてください」と言われると、若いころから「明日は明日の風が吹く」と書いてきました。当時の私は、「そんな人まかせなことはありえない」と思っていた人間なのに、たぶん、心のどこかでそんな人になりたいと憧れていたのだと思います。いろいろな経験をして、薬膳を通じて中庸という考えに出会い、ものごとを俯瞰して見られるようになった今は、素直にその言葉を書くことができます。

治療が終わったとはいえ、再発のリスクから解放されることはないので、これからも養生を意識していくことになります。50代、そして60代、その先の未知なる世界へ。思わぬ不調を感じ、自分の変化に驚きイライラすることもあるでしょう。けれど、どんなときも「明日は明日の風が吹く」の精神で自分を信じ、薬膳とともに、ゆらぎを楽しみながら生きていきたいと思っています。

スタッフ
撮影　中林香
取材　諸井まみ
コーディネート　江口恵子
ヘアメイク　山崎照代
デザイン　高市美佳
編集　平井茜
企画統括　谷口元一（株式会社ケイダッシュ）

ゆらいだら、薬膳
2018年2月20日 初版第1刷発行
著者　麻木久仁子
発行人　田邉浩司
発行所　株式会社 光文社
〒112-8011 東京都文京区音羽1-16-6
☎03-5395-8172（編集部）
☎03-5395-8116（書籍販売部）
☎03-5395-8128（業務部）
印刷所　株式会社 堀内印刷所
製本所　株式会社 国宝社

ISBN978-4-334-97980-5
JASRAC 出 1800869-801
※本書に掲載している価格は2018年1月現在のもの（すべて税込み）です。